INSPIRIERT SEIN

VERLAG

Jens Sprengel

Rückenschmerzen selbst behandeln

Die Korrektur muskulärer Dysbalancen zur Beseitigung und Vorbeugung von Rückenproblemen und anderen Störungen des Bewegungsapparates

2. Auflage 2025 / 1. Auflage 2015

Verlag: Inspiriert-Sein Verlag, Selzer/Sprengel GbR, vertreten durch Marion Selzer und Jens Sprengel, Dorfstraße 136, 66740 Saarlouis, Kontakt: Email: info@inspiriert-sein.de, www.inspiriert-sein.de

Druck: Libri Plureos GmbH, Friedensallee 273, 22763 Hamburg
Der Druck erfolgt auf Papier entsprechend der EU-Verordnung „EU/2023/1115 über entwaldungsfreie Lieferketten".

Umschlag, Illustration: Berthold Sachsenmaier

ISBN: Paperback: 978-3-946026-00-6 / eBook: 978-3-946026-01-3

Bibliografische Information der Deutschen Nationalbibliothek: Die Deutsche Nationalbibliothek verzeichnet diese Publikation in der Deutschen Nationalbibliografie; detaillierte bibliografische Daten sind im Internet über http://dnb.d-nb.de abrufbar.

Haftungsausschluss
Die hier vorgestellten Informationen dienen als Informationsgrundlage für alle Interessierten und sind nicht als Heilversprechen, Diagnose oder Therapieverfahren zu verstehen. Bitte wenden Sie sich bei Beschwerden jeglicher Art an einen Arzt oder entsprechend ausgebildeten Fachmann. Weder Verlag noch Autor können für Schäden jeglicher Art, die aus der Anwendung oder dem Missbrauch der hier vorgestellten Übungen resultieren, Haftung übernehmen.

FSC
www.fsc.org
MIX
Papier aus verantwortungsvollen Quellen
Paper from responsible sources
FSC® C105338

Inhaltsverzeichnis

Vorwort

Liebe Leserin, lieber Leser,

Rückenschmerzen sind heute weit verbreitet. Jeder vierte deutsche Bundesbürger leidet regelmäßig unter Rückenschmerzen, mehr als 66 Prozent sind zumindest einmal im Jahr betroffen. Hinzu kommen Bandscheibenvorfälle, Hexenschüsse sowie Haltungsfehler und daraus resultierende Muskelverspannungen und Verschleißerscheinungen. Besonders häufig betroffen sind Menschen in sitzenden Berufen wie Büroangestellte, LKW- und Taxifahrer, aber auch Schüler und Studenten. Auch andere Berufsgruppen, wie Kranken- und Altenpfleger, Friseure und Friseurinnen und alle, die aufgrund ihrer Tätigkeit am Arbeitsplatz in eine unnatürliche Körperhaltung gezwungen werden, neigen zu Problemen mit dem Rücken, der Bandscheiben und Gelenke.

Die Therapie der Wahl sind Medikamente (64 Prozent). Darauf folgen Krankengymnastik (61 Prozent), Massagen (49 Prozent) und Spritzen (44 Prozent). Bandscheibenvorfälle werden in der Regel operativ behandelt, obwohl mittlerweile auch in Fachkreisen bekannt ist, dass dies zu keiner Verbesserung der Probleme führt. Die Rückfallquote ist bei allen herkömmlichen Behandlungsmethoden gigantisch: Über 80 Prozent der Patienten leiden nach der Therapie unter denselben Beschwerden und Symptomen wie vorher!

Mit der hier vorgestellten 5-Minuten-Lösung zeige ich Ihnen, wie Sie mit einfachen Übungen und mit nur wenigen Minuten täglich, Rückenschmerzen und alle damit zusammenhängenden Probleme wie Haltungsfehler, Bandscheibenvorfälle, Muskelverspannungen, Hexenschuss bis hin zu Spannungskopfschmerzen dauerhaft lindern und beseitigen können. Denn die Ursache hinter all diesen Beschwerden ist oft ein und dieselbe: In den meisten Fällen entstehen Überlastungs- und Verschleißerscheinungen der Wirbelsäule, Bandscheiben, Knochen und Gelenke durch ein, oft schon jahrelang bestehendes Ungleichgewicht unserer Skelettmuskeln.

Solche sogenannten muskulären Dysbalancen stecken also hinter den meisten Beschwerden und Erkrankungen des gesamten Bewegungsapparates.

Chronische Rückenschmerzen und Bandscheibenvorfälle sind dabei nur die „Spitze des Eisberges". Auch Einschränkungen der Beweglichkeit, Verschleiß- und Abnutzungserscheinungen der Knie-, Hüft- und Schultergelenke, Arthrose der Hals- und Lendenwirbelsäule, ja sogar der Kiefergelenke gehören zu den häufig auftretenden Folgen.

Wenn unsere Skelettmuskulatur aus der Balance gerät, verteilen sich alle auf den Körper einwirkenden Kräfte, einschließlich der Schwerkraft, zu Lasten der Wirbelsäule, Knochen und Gelenke.

Normalerweise haben unsere Muskeln die Aufgabe, den Körper aufrecht im Schwerkraftfeld der Erde zu halten und zu bewegen. Herrscht ein Spannungsungleichgewicht zwischen den einzelnen Muskelgruppen, sind Fehlhaltungen und daraus resultierende Haltungsschäden und Überlastungserscheinungen bestimmter Körperstrukturen vorprogrammiert. Fast alle Verschleißerscheinungen des Körpers entspringen einer dauerhaften Verschiebung des muskulären Gleichgewichts. Nur, wenn wir die Ursache, statt der Symptome, beheben, sind Regeneration und Heilung möglich.

Bis es zu ernsteren Strukturschädigungen kommt, leiden die Betroffenen oft jahrelang unter schmerzhaften Verspannungen des Nackens und unteren Rückens, nächtlichem Zähneknirschen, Spannungskopfschmerzen und einer Überreizung des Nervensystems. Auch die körperliche Leistungsfähigkeit, Belastbarkeit und Regenerationsfähigkeit wird durch muskuläre Dysbalancen beeinträchtigt. Wir verbrauchen dann für unsere Alltagshandlungen überdurchschnittlich viel Energie, und sind dennoch nicht in der Lage unsere volle Leistung zu bringen.

Auch ich wurde bereits im frühen Jugendalter von chronischen Rückenschmerzen geplagt. Da mir die herkömmlichen Behandlungsmethoden in keinster Weise helfen konnten, war ich gezwungen, mich selbst um Lösungen zu kümmern.

Die in diesem Ratgeber vorgestellten Übungen und Methoden sind die wichtigsten Techniken, die ich seit dem Beginn meiner Suche nach wirklich funktionierenden

Selbsthilfetechniken zum Ausgleich von muskulären Ungleichgewichten kennen gelernt habe.

Ich nutze die vorgestellten Übungen schon viele Jahre in meiner Arbeit mit Rücken- und Schmerzpatienten als Heilpraktiker, Körpertherapeut und Privattrainer. Sie haben sich als die effektivsten Selbsthilfetechniken herauskristallisiert.

In den vergangenen 15 Jahren habe ich vielen Menschen diese Übungen als Hilfe zur Selbsthilfe zugänglich gemacht, die sich damit eigenständig von ihren Leiden befreien konnten. Auch zur Prävention und Vorbeugung oder zur Leistungssteigerung bei Sportlern liefern die Übungen hervorragende Resultate. Man könnte sie als eine Art „Wartungsarbeit“ unseres Bewegungsapparates betrachten, mit der wir uns immer wieder ins Lot und in die „goldene Mitte“ bringen können.

Oft wurde ich gefragt, ob es denn kein Skript oder Buch zum Selbststudium gibt. Dieser Impuls gab den Anstoß für diesen Ratgeber.

Mit den hier vorgestellten Übungen bringen Sie Ihr gesamtes Skelettmuskelsystem mit nur wenigen Minuten täglich wieder in Balance und können sich so selbst in sehr kurzer Zeit von allen Rückenschmerzen und anderen Problemen des Bewegungsapparates befreien, soweit diese von muskulären Dysbalancen her stammen. Dazu benötigen Sie bis auf ein elastisches Widerstandsband (z. B. Theraband) keinerlei Geräte und auch keine medizinischen Vorkenntnisse.

Wundern Sie sich nicht, wenn Ihr Arzt oder Physiotherapeut Ihnen von den vorgestellten Übungen abrät. Schließlich ist die Wahrscheinlichkeit hoch, dass Sie damit in kürzester Zeit all Ihre Beschwerden los sind und aus der Rolle des Dauerpatienten heraus wachsen.

Jens Sprengel,

La Palma März 2015

Wie Sie diesen Ratgeber am besten anwenden

Dieser Ratgeber besteht aus einem einführenden Kapitel, in dem ich die Zusammenhänge über die Entstehung der meisten Probleme des Rücken und des gesamten Bewegungsapparates erläutere. So bekommen Sie einen guten Überblick, welches die möglichen Auslöser von bestehenden Schmerzen und Beschwerden sind bzw. wodurch Sie solche in Zukunft vermeiden können.

In einem Extrakapitel erläutere ich anhand der anatomischen und physiologischen Gegebenheiten unseres Körpers ein wenig genauer, wie es zu muskulären Dysbalancen kommen kann.

Der praktische Teil stellt das Konzept der Dekontrahierung und die entsprechenden Übungen vor. Die einzelnen Übungen dienen der Dekontrahierung einzelner Muskelkettenglieder oder ganzer Muskelketten. Die jeweils bearbeiteten Muskelgruppen können bei dauerhafter Verspannung zu entsprechenden Symptomen führen, was unter dem Anhang „Wissenswertes" der jeweiligen Übung dargestellt wird. Dadurch können Sie sich direkt die Übungen aussuchen, die zur Lösung Ihrer individuellen Problematik geeignet erscheinen.

Ich empfehle das Buch von Anfang an, der Reihe nach durchzuarbeiten, was allerdings nicht unbedingt so sein muss. Wenn Sie es besonders eilig haben oder die theoretischen Hintergrundinformationen Sie nicht interessieren, können Sie sofort mit dem praktischen Teil beginnen.

Falls Sie noch kein Widerstandsband besitzen, können Sie dennoch sofort die wohltuende Wirkung einiger Übungen erfahren. Sie beginnen dann mit der Dekontrahierungsserie ohne Band und mit den Versionen ohne zusätzlichen Widerstand einzelner Übungen.

Was die Übungen anbelangt, würde ich ebenfalls empfehlen am Anfang mit Übung 1 zu beginnen und sich dann der Reihe nach vorzuarbeiten. Alle Übungen bauen aufeinander auf, weshalb es sinnvoll ist, diese Reihenfolge einzuhalten. Trotzdem besteht aber auch die Möglichkeit zu einem Quereinstieg, indem Sie sich einzelne, für Ihre Zwecke geeignet erscheinenden Übungen heraussuchen und damit beginnen.

Durch kleine „Mini-Übungseinheiten“ von nur 5 Minuten, können Sie vielen Beschwerden vorbeugen oder bereits bestehende Leiden erfolgreich in den Griff bekommen. Sie können Ihre körperliche Fitness und Leistungsfähigkeit enorm steigern und so immer mehr Ihr volles Potenzial entfalten. Dieser Ratgeber dient zum autodidaktischen Selbststudium der Dekontrahierungsübungen und als Begleitung zu meinen Kursen und Seminaren zu diesem Thema.

Ich wünsche Ihnen viel Erfolg und Freude bei der Beseitigung Ihrer muskulären Dysbalancen!

Jens Sprengel

Einleitung

Rückenschmerzen sind schon lange die Volkskrankheit Nummer 1! Je weiter die wissenschaftlichen Forschungen vordringen und je mehr Erkenntnisse wir über den menschlichen Körper zu gewinnen scheinen, desto kränker werden die Menschen. Noch nie haben so viele Menschen an Rückenproblemen, Bandscheibenvorfällen und anderen Überlastungs- und Verschleißsyndromen des Bewegungsapparates gelitten, wie in der heutigen Zeit.

Noch nie wurden so viele Operationen der Bandscheiben, Hüft- und Kniegelenke durchgeführt, wie in den letzten Jahren. Doch mit welchen Resultaten? Die wenigsten Patienten sind nach der „erfolgreichen" OP schmerzfrei, geschweige denn wieder in der Lage, ihre ursprüngliche Beweglichkeit, Belastbarkeit und Leistungsfähigkeit zu erlangen. Die meisten bleiben Dauerpatienten.

Das müsste nicht zwingend so sein. Im Laufe der letzten Jahrzehnte haben einige therapeutische Verfahren auf sich aufmerksam gemacht, die alleine auf der Wiederherstellung des muskulären Gleichgewichts beruhen, und die so manche Operation und Dauerbehandlung ersparen können. Selbst chronische Rückenschmerzen, Bandscheibenvorfälle, Gelenkarthrose und ähnliche Strukturschädigungen können ohne operative Maßnahmen oder Medikamente von selbst ausheilen, wenn man dem Körper erlaubt, von seinen ihm innewohnenden Selbstheilungskräften Gebrauch zu machen.

Dazu müssen alle Ursachen beseitigt werden, die zu der entsprechenden Schädigung geführt haben.

Ein muskuläres Ungleichgewicht, eine sogenannte arthromuskuläre Dysbalance liegt fast allen Strukturschäden der Bandscheiben, Knochen und Gelenke zugrunde. Beseitigt man diese und bringt den Körper wieder in seine natürliche Haltung, dann kann die Selbstheilung und die Wiederherstellung zerstörter Gewebe beginnen.

Die in diesem Ratgeber vorgestellten Methoden und Übungen gehören zu solchen Alternativmethoden, mit denen Sie sich erfolgreich und unabhängig selbst behandeln können, indem Sie Ihre muskuläre Balance durch gezielte Übungen wieder herstellen.

Muskuläre Dysbalancen gehören nicht nur zu den Hauptursachen von Rückenproblemen jeglicher Art. Solche Verschiebungen des muskulären Gleichgewichts sind meistens auch die Ursache von Fehlhaltungen und Haltungsschäden und den daraus resultierenden Fehlbelastungen und Verschleißerscheinungen unterschiedlichster Form.

Neben Rückenproblemen liegt hier auch die häufigste Ursache für Abnutzungs- und Verschleißerscheinungen der Hüft- und Kniegelenke, für Gelenkarthrose und -deformitäten, Fehlbelastungen der Muskulatur, eingeschränkter Leistungsfähigkeit und Regenerationskapazität bis hin zu neurologischen Symptomen.

Die Lösung muss nicht kompliziert sein, man muss nur wissen, was zu tun ist. Dieser Ratgeber soll jedem, der nach aktiven und eigenverantwortlichen Lösungen sucht, ein Konzept bieten, mit dem er oder sie sich selbst behandeln und vorbeugend tätig werden kann.

Für die meisten Übungen benötigen Sie ein elastisches Gymnastikband, von denen das Theraband am bekanntesten ist, es aber mittlerweile viele andere sehr gute Alternativen, wie z. B. das Bodyband oder das Flexiband gibt. Solche Bänder können Sie im Internet bestellen oder in gut sortierten Sport- und Orthopädiefachgeschäften günstig erwerben.

Kapitel I: Einführung – Die häufigste Ursache von Rückenschmerzen sind muskuläre Dysbalancen

Chronische Verspannungen der Skelettmuskulatur, die man auch als „Dauerkontrakturen“ bezeichnet, und daraus resultierende Muskelverkürzungen bringen unser muskuläres Gleichgewicht aus dem Lot und führen zu ungünstigen Kräfteverhältnissen unserer Körperstatik und -mechanik. Dadurch entstehen negative Kräfte- und Spannungsverhältnisse im gesamten Skelettmuskelsystem, die sich auch direkt auf die Knochen und Gelenke, die Wirbelsäule und Bandscheiben, auf die Faszien und das gesamte Bindegewebe auswirken. Ungleichmäßigen Spannungsverhältnisse in der Muskulatur bezeichnet man als arthromuskuläre Dysbalancen oder abgekürzt als muskuläre Dysbalancen.

Das Gleichgewicht der intramuskulären Ruhespannung in den Muskelfasern zwischen einzelnen Muskelgruppen ist aus der Balance geraten. Einige Muskelgruppen (Spieler/Agonisten) entwickeln aus unterschiedlichen Gründen im Ruhezustand dauerhaft eine zu hohe intramuskuläre Spannung, wodurch das muskuläre Gleichgewicht zu ihren Gegenspielern (Antagonisten) gestört wird.

Das führt zu ungünstigen Spannungsverhältnissen in der gesamten Skelettmuskulatur, die sich auch auf die Sehnen, Faszien, Bänder, Gelenke und Knochen übertragen. Die verspannten Muskelgruppen üben dann in Ruhe und Bewegung eine dauerhaft erhöhte Zugwirkung auf alle umgebenden Strukturen aus, besonders auf das Kräfte übertragende Gelenk.

Ein Muskel mit höherer Ruhespannung dreht das Gelenk fortwährend in seine Richtung, was auf Dauer zu einer Verkleinerung des Gelenkwinkels führt. Dadurch verkürzt sich der verspannte Muskel in seiner funktionellen Länge und zwingt seinen Gegenspieler dieser Verkürzung nachzugeben. Dieser muss sich daraufhin zwangsläufig verlängern.

Sowohl der verkürzte Spieler als auch der verlängerte Gegenspieler verlieren durch das Verlagern ihrer jeweiligen Optimallänge immer mehr an Kontraktionsvermögen, der Fähigkeit sich richtig zusammenziehen zu können und dadurch dynamische und statische Muskelkraft zu erzeugen.

Das führt über kurz oder lang dazu, dass die Muskeln ihre Funktionen nicht mehr richtig ausüben können. Ein Muskel der seine Funktion nicht mehr ausüben kann, aus welchen Gründen auch immer, wird schwach und verliert an Substanz: Er beginnt zu atrophieren (abzubauen).

Muskuläre Dysbalancen führen aufgrund dieser gestörten Spannungs- und Kraftverhältnisse zwischen den einzelnen Muskelgruppen zu veränderten Zugkräften, was sich auf unsere gesamte Körperstatik und -mechanik nachteilig auswirkt.

Solche Dysbalancen zwingen uns zu einer unnatürlichen Körperhaltung und wirken sich negativ auf die Beweglichkeit, die körperliche Belastbarkeit, die Leistungsfähigkeit und unsere Bewegungsgewohnheiten aus. Deshalb können auch schon „leichte" Tätigkeiten zu Überlastungs- und Verschleißerscheinungen führen, und all unsere Handlungen kosten mehr Energie als notwendig.

Wir verausgaben uns durchgehend und sind dennoch nicht in der Lage unsere maximale Leistungskapazität zu entfalten!

Wie viel Kraft und Energie bestimmte Bewegungen und Handlungen erfordern hängt ab

- von der neurologischen Steuerung,
- vom muskulären Gleichgewicht,
- von der Elastizität der Muskeln, Bänder und Sehnen
- sowie der Bewegungsfreiheit der Gelenke und der Wirbelsäule.

Aufgrund muskulärer Dysbalancen entsteht ein Ungleichgewicht, das auf Dauer einige Strukturen überlasten und zu Schmerzen und strukturellen Schäden führen kann.

1. Die meisten Abnutzungs- und Verschleißerscheinungen haben eine jahrelange Vorgeschichte

Abnutzungs- und Verschleißerscheinungen der Gelenke, Knochen, Bandscheiben, Knorpelgewebe usw. sind meistens die Folge von jahrelangem oder jahrzehntelangem Fehlgebrauch unseres Bewegungsapparates.

Das ist vergleichbar mit einem Auto, das dauerhaft mit geschlossener Handbremse gefahren wird. Wenn wir dann auch noch selbst bei hohen Geschwindigkeiten durchgehend im ersten Gang fahren, werden wir nicht lange Freude an unserem Auto haben. Ein solches Fahrverhalten führt zwangsläufig zu einer immensen Materialabnutzung und einem extrem erhöhten Benzinverbrauch und wird über kurz oder lang zu Motor- und Materialschäden führen.

Wenn sich bestimmte Muskelgruppen dauerhaft in einer verspannten und verkürzten Position befinden, entspricht das der geschlossenen Handbremse!

Dysbalancen in der Muskulatur führen dazu, dass all unsere Handlungen und Bewegungen anstrengender auszuführen sind, bestimmte Gelenke und Körperpartien dauerhaft überlastet und abgenutzt werden und wir insgesamt unnötig viel Energie verbrauchen, die wir sonst anderweitig zur Verfügung hätten. Hinzu kommt noch, dass wir nur einen minimalen Bruchteil, unserer normalerweise zur Verfügung stehenden Leistungsfähigkeit nutzen können.

Bandscheibenschäden und -vorfälle, Arthrose und Gelenkabnutzung, chronische Muskelverhärtung, Meniskusverschleiß und Überlastungsbrüche zählen zu solchen Überlastungs- und Abnutzungserscheinungen des Bewegungsapparates, die oft erst nach jahrelangem Fehlgebrauch entstehen.

Die meisten Abnutzungs- und Verschleißerscheinungen könnten wir vermeiden, wenn wir uns frühzeitig um unseren Bewegungsapparat kümmern und muskuläre Ungleichgewichte immer wieder auflösen würden. Die hier vorgestellten Übungen und Methoden lassen sich sowohl vorbeugend als auch eigentherapeutisch bei bereits bestehenden Beschwerden effektiv einsetzen.

2. Was sind muskuläre Dysbalancen genau?

Vergleichen wir unseren Bewegungsapparat mit einem Segelschiff, dann entspricht unsere Wirbelsäule dem tragenden Mast. Damit der Mast senkrecht steht und im Gleichgewicht bleibt, muss er von Seilen und Tauen gleichmäßig von allen Seiten stabilisiert werden. Damit der Mast auch bei stürmischem Seegang im Lot bleibt, ist es notwendig, dass alle Seile und Taue die gleiche Länge, Stärke und den gleichen Spannungszustand besitzen. Es muss sozusagen ein Kräftegleichgewicht herrschen, alle wirkenden Kräfte müssen in Balance sein.

In unserem Körper entsprechen die Skelettmuskeln, Bänder, Sehnen und Faszien den Seilen und Tauen des Segelschiffes. Damit unsere Wirbelsäule und auch alle anderen tragenden Strukturen wie Knochen und Gelenke so ausgerichtet sind, dass wir uns entgegengesetzt der Schwerkraft ökonomisch aufrichten und bewegen können, müssen unsere Seile und Taue im Kräftegleichgewicht sein.

Unsere Skelettmuskulatur ist der aktive Teil unseres Bewegungsapparates, der uns durch aktive Muskelarbeit aufrichtet und bewegt. Damit sich die Wirbelsäule und der gesamte Bewegungsapparat im Lot befinden, müssen alle Muskeln in ihrem Verhältnis zueinander, wie die Seile beim Segelschiff, die gleiche Länge, Stärke und den gleichen Spannungszustand besitzen. Sobald auch nur ein Teil der Muskeln eine dauerhaft zu hohe Spannung aufweist oder verkürzt ist, befindet sich unser Körper nicht mehr im Kräftegleichgewicht, wir reden dann von einer muskulären Dysbalance.

Muskuläre Dysbalancen entstehen durch unterschiedliche Spannungszustände in der Muskulatur, durch Dauerkontrakturen und Verkürzungen einzelner Muskelgruppen. Die Spannungen im Inneren des dauerhaft kontrahierten Muskels sind im Vergleich zur normalen Ruhespannung und im Verhältnis zu benachbarten Muskelgruppen viel zu hoch. Eine Folge davon ist, dass die ständig erhöhte intramuskuläre Spannung die Drehmomente der Gelenke auch in Ruhe beeinflusst, den Muskel auf Dauer in seiner Länge verkürzt und eine dauerhafte Zugwirkung auf alle benachbarten Strukturen entstehen lässt.

Die erhöhte intramuskuläre Spannung dreht das entsprechende Gelenk zu sich hin, zieht den Muskel zusammen und wird zur Ursache von dauerhaft wirksamen Zugkräften, die auf benachbarte Strukturen, Muskeln und Gewebe wirken und diese in ihrem Verhalten beeinflussen.

Unsere Skelettmuskulatur arbeitet in Form von zusammenhängenden Muskelketten, die sich gegenseitig unterstützen und stabilisieren und dadurch eine synergistische Wirkung erzielen. Deshalb wirkt sich die veränderte Zugkraft eines Muskels auch immer auf die gesamte Muskelkette aus. Die Ursprungs- und Ansatzbereiche der Muskeln an Knochen, Wirbelkörpern und Gelenken übertragen diese Fehlspannungen auf den sogenannten „passiven Bewegungsapparat", unser Skelett. Dadurch wird die Statik und Mechanik unseres Knochengerüstes durch die veränderten Zugwirkungen der Muskeln direkt beeinflusst.

3. Verschleißerscheinungen als Folge muskulärer Dysbalancen

An einem Gelenk kann der dauerhaft kontrahierte Muskel den Bewegungsspielraum beeinträchtigen, den Druck des Gelenkkopfes auf die Gelenkpfanne erhöhen, bei Bewegung erhöhte Reibung im Gelenkspalt erzeugen und dadurch zur Entstehung von Gelenkarthrose und Gelenkdeformitäten beitragen.

Ähnlich verhält es sich mit einer dauerhaft erhöhten Zugwirkung auf die Wirbelsäule bzw. auf einzelne Wirbelkörper: Werden zwei Wirbelkörper aufgrund zu hoher Muskelspannung dauerhaft zusammengezogen, entsteht ein erhöhter Druck auf die Bandscheiben, was mit der Zeit zu Bandscheibenvorwölbungen und Bandscheibenvorfällen führen kann. Auch andere weiche Strukturen wie z. B. die Menisken der Knie und die Schleimbeutel der Gelenke erfahren auf diese Art eine ständige Überlastung mit daraus resultierender Abnutzung.

Muskelgruppen mit zu hoher intramuskulärer Spannung oder einer verkürzten Optimallänge, die an Knochen, Gelenken oder an der Wirbelsäule dauerhaft erhöhte Zugkräfte verursachen, sind die häufigsten Ursachen für:

- Fehlstellungen von Gelenken und Fehlhaltungen
- Einschränkungen des Gelenkwinkels
- Wirbelsäulenverkrümmungen und -verdrehungen

- Beckenschiefstand sowie die damit einhergehende Beinlängendifferenz
- einseitige oder beidseitige Überlastung von Knie- und Hüftgelenk aufgrund der Beinlängendifferenz
- ständige Wirbelblockaden und häufiges „Sich Verrenken“
- Hexenschuss, Verspannungen, Spannungskopfschmerzen
- neurologische Sensationen bei Wirbelblockaden, die zur Reizung der Spinalnerven führen

4. Ein typisches Beispiel für die Fehlbehandlung von muskulären Dysbalancen anhand von Wirbelverschiebungen

Möglicherweise kommt Ihnen das bekannt vor: Sie haben sich wieder einmal verrenkt und wissen auch schon genau bei welcher Bewegung das passiert ist. Zum wiederholten Mal suchen Sie Ihren Chiropraktiker auf, der das Problem bereits kennt und Sie mit wenigen Handgriffen davon befreit. Die Schmerzen und die Bewegungseinschränkungen verschwinden innerhalb von Minuten, Sie bedanken sich, bezahlen und fahren wieder nach Hause.

Dort angekommen, steigen Sie zügig aus dem Auto aus, wollen noch schnell die Einkaufstasche aus dem Kofferraum heben und dann ist es auch schon wieder passiert: Der eben erst eingerenkte Wirbel hat sich schon wieder verschoben, sofort sind die Schmerzen wieder da.

Solche ärgerlichen Vorfälle passieren leider häufig. Denn auch, wenn das Einrenken oberflächlich betrachtet geholfen hat und die Symptome kurzzeitig verschwunden sind, hat die Behandlung leider nichts an der Ursache für die Wirbelverschiebung geändert. Nach wie vor befinden sich die Muskeln der Wirbelsäule in einem ungleichmäßigen Spannungsverhältnis, so dass der Wirbel bei der nächsten ungünstigen Bewegung oder Körperhaltung erneut aus seiner normalen Position gezogen wird.

Eine gesunde Wirbelsäule, bei der alle anteiligen Muskelgruppen gut trainiert sind und ein gleichmäßiges Spannungsverhältnis aufweisen, ist sehr belastbar und kann die verschiedensten Bewegungen ausführen und mitmachen. Liegt allerdings eine muskuläre Dysbalance vor, dann können schon die kleinsten Bewegungen dazu führen, dass sich Wirbelkörper verschieben und ausrenken.

Das Einrenken entspricht dann nur einem, gegen die erhöhte Muskelspannung gerichteten Zurückschieben: Wir haben dann zwei Kräfte, die in entgegengesetzte Richtungen wirken. Da die eigentliche Ursache, die Dauerspannung in der Muskulatur auch nach dem Einrenken noch wirksam ist, kann diese bei der nächsten ungünstigen Bewegung oder Körperhaltung den Wirbel erneut aus seiner normalen Position ziehen.

Ein erneutes Einrenken kann also nicht die Lösung sein, vor allem auch deshalb nicht, weil durch ein regelmäßiges Hin- und Herschieben eines Wirbelkörpers dessen Gelenkoberflächen abgenutzt werden, was auf Dauer zu Knorpelschäden und Arthrose führt. Die Lösung muss an der Ursache ansetzen und diese beseitigen. Das bedeutet in einem solchen Fall, dass nur die Wiederherstellung des muskulären Gleichgewichts auch dauerhaft zur Beschwerdefreiheit führen kann.

Kapitel 2: Symptome und Ursachen muskulärer Dysbalancen

1. Symptome von muskulären Dysbalancen

Je nachdem, wo sich die Dysbalance befindet, können die Symptome und Beschwerden sehr unterschiedlich sein. Allerdings neigt der menschliche Bewegungsapparat aufgrund seiner natürlichen Schwachpunkte dazu, dass bei vielen Menschen ähnliche Probleme entstehen. Auch die verstärkte Tendenz vieler Menschen täglich lange Perioden sitzend zu verbringen, führt häufig zu ähnlich gelagerten Symptomen und Beschwerden.

Physiologische Schwachstellen des menschlichen Bewegungsapparates, wie z. B. die Halswirbelsäule und der untere Rücken sind von Natur aus anfällig für Verletzungen und Überlastung. Einige Evolutionsforscher sind der Meinung, dass sich der menschliche Bewegungsapparat, insbesondere die Wirbelsäule, noch nicht vollkommen an die aufrechte Körperhaltung im Schwerkraftfeld angepasst hat, was solche physiologischen Schwachpunkte erklären könnte.

Hinzukommend haben einige Muskelgruppen unseres Körpers von Natur aus die Tendenz sich zu verspannen und dadurch zu verkürzen (tonische Muskelgruppen) und andere wiederum neigen zu Spannungs- und Kraftverlust, einhergehend mit einer Verlängerung (phasische Muskelgruppen).

All diese Voraussetzungen führen dazu, dass viele Menschen unter den gleichen oder ähnlichen Symptomen und Beschwerden leiden.

Natürlich gibt es hier, bedingt durch die individuellen Bewegungs- und Haltungsgewohnheiten, auch Unterschiede, die sich jedoch mehr oder weniger immer an den gleichen Bereichen zeigen und eine gewisse Ähnlichkeit aufweisen.

Tägliche Perioden langen Sitzens führen beispielsweise bei allen Menschen zu einer Verschiebung der Optimallänge von Hüftbeugemuskulatur und Hüftstreckmuskulatur. Eine Person wird zuerst Symptome im Lendenwirbelbereich entwickeln, ein anderer spürt dies möglicherweise zuerst im oberen Rücken oder im Nacken. Die Ursachen sind jedoch dieselben.

Ich möchte hier einige typische Symptombeispiele für sehr häufig auftretende Beschwerden aufgrund muskulärer Dysbalancen vorstellen.

a. Schmerzen im unteren Rücken

Der Titel des Ratgebers lautet „Rückenschmerzen selbst behandeln“, weil sehr viele Dysbalancen in erster Linie im Bereich der Wirbelsäule, speziell im unteren Rücken, Beschwerden verursachen. Das „Kreuz mit dem Kreuz“ gehört zu den häufigsten Beschwerden des modernen Menschen. Trotzdem sind die Ursachen nicht unbedingt an Ort und Stelle zu erwarten.

Wenn der untere Rücken schmerzt und sich ständig verspannt, kann das sehr viele verschiedene Erstursachen haben. Meistens sind Rückenschmerzen die Reaktion auf verkürzte Hüftbeuger, entweder einseitig oder beidseitig, die zu erhöhtem Druck auf die Lendenwirbelsäule führen. Um diesem erhöhten Druck stand zu halten, kommt es zu sogenannten „Schonhaltungen“, die zu erhöhten Spannungen in der Rückenmuskulatur führen.

Rückenschmerzen sind aber auch häufig die Folge einer langen Kettenreaktion an Dysbalancen, deren erste Ursache z. B. in einem dauerhaft verspannten Daumenballen oder einer Schwäche der Fußmuskeln liegen kann.

b. Bandscheibenvorwölbungen und Bandscheibenvorfälle

Bandscheibenvorwölbungen und Bandscheibenvorfälle gehören zu den am häufigsten auftretenden Beschwerden des Bewegungsapparates. Sie entstehen durch Fehlbelastungen der Bandscheiben aufgrund muskulärer Dysbalancen. Die damit einhergehenden Schmerzen, Lähmungserscheinungen und Funktionsstörungen bis hin zu Funktionsverlusten stammen jedoch nicht von der zerstörten Bandscheibe selbst. Die eigentlichen Schmerzen werden meistens durch die dauerhaft verspannten Muskeln ausgelöst, die eine Art Schutzpanzer für die verletzte Struktur bilden. Durch diese Dauerkontrakturen in der Rückenmuskulatur geraten die versorgenden Nerven unter Stress und beginnen ebenfalls Schmerzinformationen zu erzeugen, die wiederum zu weiteren Spannungen führen.

> Daher wundert es auch nicht, dass in nahezu allen Fällen auch nach einer „erfolgreichen“ OP dieselbe Symptomatik wie vorher bestehen bleibt. Das Gleiche haben wir bei einem Großteil aller Knie- und Hüft-OPs!

Solche Dauerkontrakturen in den lokalen Muskelgruppen, als Ursache für die Probleme, sind die Folgen von oft jahrelang bestehenden Fehlspannungen in der Muskulatur, die erhöhten Druck auf die Lendenwirbelsäule und die Bandscheiben ausüben, und mit der Zeit zu struktureller Abnutzung und zu Verschleißerscheinungen aller Art führen können. Der biologische Sinn davon ist, durch eine Spannungserhöhung die beschädigte Stelle zu schützen (Schonhaltung).

Wie schon erwähnt, stammen die Schmerzen nicht von den verletzten Strukturen, sondern von der verhärteten Muskulatur, die die Nerven dauerhaft überreizen.

c. Knie- und Hüftschmerzen

Auch hier liegen meistens jahrelange Spannungsungleichgewichte vor, lange bevor es zur gefürchteten Gelenkzerstörung durch Arthrose kommt, die nur eine Folge von ständiger Überlastung einiger Gelenkanteile ist. Die entstehenden Schmerzen werden auch hier nicht durch die Gelenke oder Knochen ausgelöst, selbst wenn bereits ein starker Gelenkverschleiß vorliegt. Schmerzen kommen immer von den Nerven, die aufgrund der reaktiv verspannten Muskulatur unter Dauerstress stehen und sich mit der Zeit auch entzünden können. Bei Knie- und Hüftschmerzen sind meistens Verkürzungen in den Adduktoren und in der Hüftbeugemuskulatur oder in Anteilen der Fußbeuger die Ursache.

d. Beinfehlstellungen wie X-Beine oder O-Beine

Auch solche bekannten Fehlstellungen sind weder angeboren noch ein eigenständiges Krankheitsbild. Sie sind lediglich Symptome von chronischen muskulären Dysbalancen. Viele Ursachen können letztendlich zu Beinfehlstellungen führen, wie z. B. eine vorher bestehende Hyperlordose der Lendenwirbelsäule (= verstärkte Hohlkreuzhaltung), eine Beckenfehlstellung, mit nach vorne abgekipptem Becken, funktionelle Schwächen der Fußmuskeln, der Abduktoren der Hüftgelenke usw. Auch diese Ursachen können wiederum andere Ursachen haben.

e. Fußfehlstellungen: Fußspitzen zeigen extrem nach innen oder nach außen
Stehen die Fußspitzen dauerhaft nach außen, wie bei Charlie Chaplin, oder genau umgekehrt nach innen, dann haben wir ebenfalls muskuläre Dysbalancen als zugrundeliegende Ursache. In einem Fall sind die Außenrotatoren dauerhaft kontrahiert, im Gegenfall die Innenrotatoren. Das führt mit der Zeit zu Fehlbelastungen der Füße und Knie und zu Fehlstellungen des Beckens und der Wirbelsäule.

f. Fehlhaltungen von Schultergürtel, Hals und Kopf Vielleicht kennen Sie ja auch Menschen, die sich im wahrsten Sinn des Wortes „hängen lassen". Die nach vorne hängenden Schultern und der Rundrücken drücken nicht selten auch die innere Haltung dieser Menschen aus. Auch hier führen muskuläre Dysbalancen zu den Fehlhaltungen von Schultergürtel und Brustwirbelsäule. Die innere Haltung, die psychische Verfassung schlägt sich in chronischen Dauerkontrakturen einiger Muskelgruppen nieder.

Eine typische Fehlhaltung des Kopfes ist die weit nach vorne geschobene Mund- und Kinnpartie. Diese rührt von einer dauerhaft verkürzten Hals- und Nackenmuskulatur her. Vor allem die Strecker der Halswirbelsäule neigen zur Dauerkontraktur, welche die Halswirbelsäule dann dauerhaft überstrecken, so wie wenn man nach oben schauen würde. Damit man aber dennoch mit dem Gesichtsfeld nach vorne orientiert bleibt, müssen andere Körperpartien sich dann so organisieren, dass dies weiterhin möglich ist: Dazu rundet man dann meistens die Brustwirbelsäule. Eine solche Haltung kompensiert auch häufig eine chronisch überanstrengte Augenmuskulatur, was häufig bei stundenlangem Arbeiten am PC geschieht.

g. Spannungskopfschmerzen
Spannungskopfschmerzen haben ihre Ursache, wie der Name schon verrät, in der erhöhten Spannung bestimmter Muskelanteile der Wirbelsäule und der Schädelknochen, meistens der Halswirbelsäule, bzw. in der Nackenmuskulatur. Aber auch

die Unterkiefer- und Kaumuskeln können zu Spannungskopfschmerzen führen. All diese Muskeln stehen in direktem und indirektem Zusammenhang zu unseren Schädelknochen. Wenn ein Teil dieser kräftigen Muskeln eine dauerhaft erhöhte Zugwirkung auf die Schädelknochen ausübt, werden diese unter Hochspannung gesetzt und Kopfschmerzen sind die Folge.

Vielen ist allerdings nicht bekannt, dass dies oft nur eine reaktive Folge eines dauerhaft kontrahierten Daumenballens ist. Der Daumenballen ist ein relativ starker Beuger, der bei allen Greif- und Halteaktionen der Hand beteiligt ist, und den Anfang der Beugerkette der oberen Extremität bildet. Diese Muskelkette beginnt mit den Finger- und Handmuskeln und endet im Schultergürtel, Nacken- und Halsbereich. Dort gehen die Muskeln in eine weitere Muskelkette über, die entlang der gesamten Wirbelsäule hinunter zum Becken- und Hüftgelenkbereich verläuft. Von hier aus verbinden weitere Muskelkettensysteme die Körpermitte mit den Beinen und Füßen.

Wie Sie also sehen, können Beschwerden irgendwo im Körper von einer maximal weit entfernten Blockade herrühren.

Erhöht der Daumenballen seine intramuskuläre Spannung, dann verteilt sich diese Spannung oft auf die gesamte Muskelkette, bis zur Nacken- und Halsmuskulatur, die schließlich zu Spannungskopfschmerzen führt. Genauso kann ein verkürzter Daumenballen aber auch zu Fußfehlstellungen und Knieproblemen führen oder Bandscheibenvorverfälle verursachen.

h. Vermeintliche Herzbeschwerden

Ich kenne Patienten, die regelmäßig ähnliche Symptome wie einen Herzinfarkt produzieren und das nur, weil die Nerven, die den Herzmuskel versorgen, aufgrund von Wirbelverschiebungen an der Ausgangsstelle des entsprechenden Spinalnervenpaares, ständig überreizt sind. Das führt zu falschen Informationsweiterleitungen der Nerven und zu einer Irritation und Empfindungsstörungen des Herzmuskels. Solche Beschwerden können dann zu plötzlichen Panikattacken führen, bei denen nicht selten der Notarzt gerufen wird, der aber keinen Herzinfarkt feststellen kann.

i. Verdauungsbeschwerden

Das gleiche Problem kann auch bei anderen inneren Organen, z. B. den Verdauungsorganen auftreten: Die Spinalnerven sind gereizt oder bereits entzündet, weil die Wirbelsäule an der Austrittsstelle dauerhaft zusammen gedrückt oder verdreht ist. Dadurch geraten die entsprechenden Anteile der Rumpfmuskulatur häufig reaktiv unter Dauerspannung, weil z. B. der Hüftbeuger chronisch verkürzt ist. Ein dauerhaft überreizter und gestresster Nerv kann hier die gleichen Beschwerden verursachen, wie ein Reizmagen oder Darmkoliken usw.

j. Neurologische Symptome

Durch Blockaden der Wirbel- und Schädelknochen kommt es häufig zu Störungen unseres Nervensystems, wodurch dann Beschwerden überall im Körper und in unserer Psyche entstehen können.

2. Muskuläre Dysbalancen an der Wirbelsäule und den Schädelknochen wirken sich auf unser Zentrales Nervensystem (ZNS) aus

Unsere Wirbelsäule hat nicht nur die Aufgabe den Rumpf zu stützen und aufrecht zu halten, sie dient auch als Schutz des Rückenmarks. Das im Inneren der Wirbelsäule verlaufende Rückenmark ist ein Teil unseres zentralen Nervensystems (ZNS), unserer „Steuerzentrale“ oder „Bordcomputers“.

Zusammen mit dem Gehirn ist das Rückenmark für alle bewussten und unbewussten, willkürlichen und autonomen Aktionen auf körperlicher, geistiger, seelischer und energetischer Ebene zuständig. Kommt es hier zu Störungen in der Reiz- und Informationsbearbeitung, wirkt sich das auf unser ganzes menschliches Dasein aus! Blockaden der Schädel- und Wirbelknochen haben tiefgehende und weitreichende Auswirkungen!

So können Wirbelblockaden nicht nur zu körperlichen, sondern auch zu psychisch-emotionalen und kognitiven Symptomen führen. Eine in ihrer Position und Funktion dauerhaft veränderte Wirbelsäule kann nahezu in allen Bereichen des Körpers und der Psyche zu Beschwerden führen.

Die Spinalnerven, die das periphere Nervensystem im Körper mit dem ZNS verbinden, entspringen direkt an der Wirbelsäule. Die aufsteigenden Bahnen der Spinalnerven leiten sämtliche Informationen und Reize aus entfernten Körperregionen wie z. B. Organen, Drüsen, Blutgefäßen und Muskeln zum Gehirn.

Dort werden diese Reize ausgewertet und es erfolgt eine Reaktion, die dann über die absteigenden Bahnen der Spinalnerven wieder zurück zu den entsprechenden Stellen gesandt wird. Kommt es hier zu Störungen und Fehlern in der Informationsübertragung kommen sowohl falsche Reize im Gehirn an, es können aber auch unangemessene Reaktionen in den Organen entstehen.

Da das ZNS die Funktionen aller Organe, Drüsen, Gefäße, Muskeln und Gewebe unseres physischen Körpers steuert, für unsere gesamte Wahrnehmung, unsere Denkvorgänge, Emotionen, unser Bewusstsein und das Unbewusste zuständig ist, und alles über die Wirbelsäule weitergeleitet wird, dürfte logisch verständlich sein, dass eine dauerhafte Störung der Wirbelsäule und der dort entspringenden Nervenbahnen auch alle körperlichen, geistigen, emotionellen und energetischen Prozesse stört und verändert!

Durch Störungen und Blockaden der Wirbel- und Schädelknochen aufgrund von muskulären Dysbalancen der dort ansetzenden Muskelgruppen kann es zu neurologischen Störungen, Problemen und Beschwerden kommen in/im

- **Verdauungs- und Stoffwechselorganen**: Magen, Dünndarm, Dickdarm, Leber und Gallenblase, Bauchspeicheldrüse, Nieren und Harnblase
- **Herzkreislaufsystem**: Herz, Arterien, Venen, Kapillaren
- **Atemorganen:** Bronchien, Lungen, Alveolen, Zwerchfell- und Atemhilfmuskulatur
- **Hormondrüsen**: Hirnanhangsdrüse, Zirbeldrüse, Thymusdrüse, Schilddrüse und Nebenschilddrüse, Bauchspeicheldrüse, Nieren und Nebennieren, Hoden/Eierstöcke
- **Sinnesorganen**: Augen, Ohren, Nase und Geruchssinn, Geschmacksempfindung, Sprachsystem, Tastsinn, Gleichgewichtssinn

- **Muskeln**: willkürliche Skelettmuskeln, unwillkürliche Muskulatur (Herzmuskel, Muskelschichten an Gefäßen, Darm usw.)
- **passiven Bewegungsapparat:** Bindegewebe, Knochen, Gelenke, Sehnen, Bänder, Faszien und Kapseln, Unterhautfettgewebe
- **geistigen, psychischen und kognitiven Funktionen**: Konzentration, logisches Denken und Verstehen

Viele Beschwerden und Symptome des Herz-Kreislaufsystems, der Verdauungsorgane, Hormondrüsen usw., die keine organische Ursache haben, lassen sich auf solche Störungen des ZNS zurückführen. Der behandelnde Arzt diagnostiziert ein völlig gesundes Organ und dennoch klagen die Betroffenen über Schmerzen und Beschwerden. Das kommt von einer dauerhaft gestörten Reiz-Leitung, da die zuständige Spinalnervenbahn durch eine blockierten Wirbelsäule gestört ist. Wirbelblockaden haben in den meisten Fällen muskuläre Dysbalancen zur Ursache.

Ungefähr 50% aller Patienten, die ich bislang im Rahmen meiner osteopathischen und chiropraktischen Tätigkeit behandelt habe, kamen aufgrund von direkten Beschwerden des Rückens oder des Bewegungsapparates. Die anderen 50% kamen wegen undefinierbaren Symptomen der inneren Organe, Burn-Out-Syndrom und psychisch-emotionaler Überlastung. Bei vorherigen schulmedizinischen Untersuchungen konnten meistens keine direkten Organerkrankungen diagnostiziert werden. In fast allen Fällen lag die Ursache in zum Teil chronischen Blockaden der Wirbelsäule und der Schädelknochen aufgrund von muskulären Dysbalancen.

3. Alltägliche Ursachen für muskuläre Dysbalancen

Es gibt viele unterschiedliche und individuelle Ursachen, die Dysbalancen hervorrufen. Oft liegt eine Kombination mehrerer Ursachen zugleich vor, die mit der Zeit zum Symptombild führen. Hier sind einige typische Beispiele aus unserem Alltag, die bei vielen Menschen zu einer Verschiebung des arthromuskulären Gleichgewichts führen:

a. Einseitiger Gebrauch und ungleichmäßiges Training

Durch einseitige Belastung aufgrund bestimmter Arbeitsvorgänge entstehen die meisten Verschiebungen der muskulären Balance.

Beispiele:

Dauerhaftes und häufiges Sitzen, insbesondere mit nach vorne geneigter Körperhaltung, führt zum muskulären Ungleichgewicht zwischen den Hüftbeuge- und Hüftstreckmuskeln, wie auch den Beugern und Streckern der gesamten Wirbelsäule und der Schultergelenke. Ähnlich wirken andere Positionen, bei denen der Körper lange Zeit nach vorne unten orientiert ist, wie zum Beispiel bei der Gartenarbeit oder beim Hausputz.

Auch lange und anstrengende Autofahrten sind geradezu ein Paradebeispiel für solche Dauerbelastungen. Das ist übrigens der Hauptgrund für Rückenprobleme bei Berufskraftfahrern. Nicht nur die Vibrationen des LKW-Sitzes beim Fahren führen zu Rückenproblemen, sondern die Dauerkontrakturen von Hüft- und Kniebeuger, Wirbelsäulenbeuger, Schulterbeuger und ein chronisch ermüdeter Nacken stellen das Hauptproblem dar.

Auch Taxifahrer, Busfahrer, Büroangestellte, Schüler und Studenten, die alle viele Stunden des Tages im Sitzen verbringen, leiden oft unter ähnlichen Problemen, wie zum Beispiel Steifheit und Schmerzen der Rückenmuskeln. Durch wenige Minuten Dekontrahieren alle paar Stunden könnte man vermutlich den Großteil dieser Probleme beheben.

Aber auch durch einseitige Sportarten wie Tennis oder einseitiges Muskeltraining kommt es zur Erhöhung der intramuskulären Spannung in einigen Muskelgruppen. Die meisten Dysbalancen sind dementsprechend „antrainiert“ und durch berufliche und sportliche Tätigkeiten oder unsere Haltungsgewohnheiten bedingt.

Beispiele:

Rudern, Kanu- und Kajaksport, Radsport, Feldhockey, Klettern, Golf, Boxen, Speerwerfen oder Kugelstoßen

Kraftsportler und Bodybuilder, die hauptsächlich die „Show-Muskeln", wie Bizeps und Brust trainieren, aber nicht die Gegenspieler berücksichtigen, laufen Gefahr sich selbst eine muskuläre Dysbalance anzutrainieren.

b. Ungewohnte Dauerbelastung

Wenn wir neue oder ungewohnte Tätigkeiten ausüben und in eine gewisse Überanstrengung kommen, reagiert unser Bewegungsapparat auch häufig mit muskulären Dysbalancen.

Beispiele:

Angenommen Sie bekommen einige Kubikmeter Sand geliefert, der nun vor dem Haus liegt und den Sie in den nächsten Tagen mit Schaufel und Schubkarre hinters Haus transportieren müssen, dann ist das eine, zwar vorübergehende aber dennoch ungewohnte und intensive Tätigkeit. Nach einer Weile beginnen einige, der beteiligten Muskelgruppen zu ermüden, die Arbeit will aber dennoch vollendet werden. Möglicherweise wird der Rücken ein wenig steif, die Schultern und Arme ermüden.

Einige Muskelgruppen ermüden schneller als andere, was vollkommen normal ist. Wenn Sie dann dennoch weiterarbeiten, kommt es zwangsläufig zu Spannungsübertragungen: Einige Muskeln verrichten die Arbeit von anderen, bereits ermüdeten Muskelgruppen mit. Dadurch kann es zu Spannungsverschiebungen kommen, die am nächsten Tag gefestigt werden und nach einigen Tagen in so starken Rückenschmerzen münden, dass Sie aus dem Liegen nicht mehr aufstehen können. Durch ein Dekontrahieren könnte man diesem Missverhältnis wieder ein Ende bereiten.

Das Beispiel mit dem Sand veranschaulicht diesen Vorgang anhand einer körperlich sehr anstrengenden Tätigkeit. Das bedeutet aber nicht, dass dies nur bei anstrengenden Tätigkeiten geschehen kann, wie folgendes Beispiel zeigt:

Angenommen, Sie haben einiges von Hand geschrieben und sich dabei auch noch um Schönschrift bemüht, weil es ein wichtiger und persönlicher Brief war. Zwischendurch haben Sie ab und zu bemerkt, dass Ihre Schreibhand ermüdet, weil Sie schon lange nicht mehr so viel von Hand geschrieben haben. Und schon haben wir eine kleine Dauerkontraktur im Daumenballen der Schreibhand, die nach ihrer Ermüdung die Handgelenkbeuger mit einbezieht, welche wiederum die Innenrotatoren des Unterarms und auch Anteile des Ellenbogenbeugers „als Verstärkung" mit hinzuziehen. Am Ende haben Sie eine schmerzhafte Schulter, die ab dann die Haltung und Beweglichkeit des Schultergürtels verändert.

Die von nun an dauerhafte Veränderung in Körperhaltung und Bewegungsausführung führt zwei Wochen später dazu, dass das gegenüberliegende Knie aufgrund vermehrter Belastung schmerzt und beginnt anzuschwellen.

Die Bewegungseinschränkung des Schultergürtels wird in diesem Fall auf die gegenüberliegende Seite übertragen und mündet sozusagen im Kniegelenk, das diese Einschränkung ausgleichen muss. Die diagonale Muskelkette verteilt die Arbeit der Schulter, die durch die Einschränkung blockiert ist auf andere Kettenglieder, was zu diesem Seitenwechsel führt. Dabei liegt die grundlegende Erstursache im dauerhaft kontrahierten Daumenballen vom vielen Schreiben!

c. Kraftverlust und Hypotrophie

Wer rastet der rostet, heißt es so schön, und wer seinen Körper nicht regelmäßig bewegt und trainiert, läuft Gefahr, dass die gesamte Skelettmuskulatur an Kraft und intramuskulärer Spannung einbüßt. Dann kommt es zwangsläufig zu Fehlhaltungen, zu einem „sich hängen lassen", was zum Beispiel zu einem Rundrücken oder Hohlkreuz führen kann.

Auch Schonhaltungen nach Verletzungen oder Erkrankungen, längere Bettlägerigkeit und allgemeine Inaktivität führen zu einem Kraftverlust der Muskeln. Besonders ältere Menschen, die sich nicht mehr ausreichend bewegen, neigen zu Kraftverlust und Hypotrophie der Skelettmuskulatur durch Bewegungsmangel.

Einige Muskelgruppen haben bei unzureichendem Gebrauch von Natur aus die Tendenz, sich zusammenzuziehen, das sind die tonischen Muskelgruppen. Andere wiederum neigen dazu, abzuschlaffen und ihre Kraft und Spannung zu verlieren. Das sind die phasischen Muskelgruppen. Wer seinen Körper nicht trainiert, ermöglicht den tonischen und phasischen Muskelgruppen, deren Tendenz entsprechend zu „entarten", was ebenfalls eine völlige Verschiebung des muskulären Gleichgewichtes zur Folge hat.

d. Schwerkraft

Die Schwerkraft bekommt eine ganz andere Bedeutung, wenn wir uns „hängen lassen" und dem Zug der Gravitation nach unten nachgeben. Alle Muskeln, die uns aus der aufrechten Körperhaltung in die maximale Beugung aller Gelenke bewegen, was in der tiefen Hocke der Fall ist, arbeiten sozusagen mit der Schwerkraft zusammen.

Sie haben den Vorteil der Erdanziehung auf ihrer Seite, während ihre Gegenspieler, die uns immer wieder aufrichten sollen, es doppelt schwer haben. Übergewicht, einseitiges Training der nach unten wirkenden Muskelgruppen, ein „sich hängen lassen" haben früher oder später die Folge, dass die Schwerkraft gewinnt und wir uns nur noch mühsam aufrichten und dem Zug nach unten stand halten können. Deshalb sollte Körpertraining in erster Linie so organisiert werden, dass alle Muskeln, die uns aufrichten, regelmäßig trainiert werden.

e. Psychisch-Emotionale Gründe

Auch psychisch-emotionale Faktoren sollten wir nicht unterschätzen. Schließlich entspricht doch unsere innere Haltung mehr oder weniger unserer äußeren Haltung bzw. wirkt sie sich direkt darauf aus. Wir alle wissen, wie es sich anfühlt, „niedergeschlagen zu sein" oder sich „hängen zu lassen", wenn die Last des Lebens uns niederdrückt und es immer schwerer wird allem stand zu halten. Innere Spannungen aufgrund psychisch-emotionaler Probleme und dauerhaftem Stress führen häufig sofort zu äußeren Spannungen in unseren Muskeln. Wie innen so auch außen!

4. Zusammenfassung der grundlegenden Ursachen für Dysbalancen

Alle oben genannten alltäglichen Ursachen für die Entstehung muskulärer Dysbalancen lassen sich in drei Kategorien einteilen:

1. Ein Ansteigen der Spannung in einem Muskel (Agonist) durch eine Zunahme der parallel geschalteten Filamente infolge von Muskelaufbau (Hypertrophie), während der Gegenspieler (Antagonist) sich nicht verändert.

2. Eine Verringerung der Spannung in einem Muskel (Agonist) durch eine Abnahme der parallel geschalteten Filamente infolge von Muskelabbau (Hypotrophie), z. B. bei Ruhigstellung während einer Verletzung, während der Gegenspieler (Antagonist) sich nicht verändert.
3. Eine Verschiebung des Arbeitssektors, wodurch sich die funktionelle Optimallänge von beiden Muskeln (Agonist und Antagonist) verändert, was dazu führt, dass einer der beiden eine höhere intramuskuläre Spannung entwickelt als der Gegenspieler.

Andere Möglichkeiten als diese drei oder Kombinationen daraus gibt es nicht. Alle möglichen Ursachen, seien sie bedingt durch eine Veränderung der Haltungs- und Bewegungsgewohnheiten, weg von den natürlichen Bewegungsmustern (z. B. am Arbeitsplatz, Schonhaltung bei Verletzung und Krankheit, besondere Sportarten) oder einseitiges Training, Übergewicht, psychisch-emotionale Gründe beinhalten immer dieselben Hauptursachen.

Meistens besteht eine Kombination mehrerer Ursachen oder eine grundlegende Hauptursache liegt vor und führt auf Dauer zu einer Kombination von allen drei oben genannten Ursachen: Wenn ich einseitig trainiere, bewirkt dies eine dauerhafte Änderung der Haltung, auf der anderen Seite bewirkt jede unnatürliche Haltung eine unnatürliche Stimulation der beteiligten Muskeln (wirkt dann auf Dauer wie einseitiges Training oder eine Schonhaltung).

In nahezu allen Fällen führt eine muskuläre Dysbalance in einer einzigen Körperregion oder einem Gelenk, sei es noch so klein und scheinbar unbedeutend, auf Dauer immer zu weiteren muskulären Dysbalancen in anderen Bereichen! Es kommt zu einer Kettenreaktion. Die zugrunde liegende Ursache eines Problems liegt häufig in einer anderen Körperregion als am Erscheinungsort der Beschwerden.

In Kapitel 3: „Anatomische und physiologische Grundlagen“, wird tiefer gehend erläutert, wie es genau zur Entstehung arthromuskulärer Dysbalancen kommt.

Kapitel 3: Anatomische und physiologische Grundlagen

1. Die Bedeutung der Ruhe-Dehnungsspannung unserer Skelettmuskulatur für die aufrechte Körperhaltung

Die aufrechte Körperhaltung des menschlichen Bewegungsapparates wird durch die elastische Ruhespannung der Haltungsmuskeln von Rumpf, Hüfte und Beckenboden ermöglicht. Die Voraussetzung dazu ist, dass alle beteiligten Muskelgruppen in Balance zueinander stehen. Verändert sich diese Balance, indem sich das Spannungsverhältnis der einzelnen Muskelgruppen untereinander verschiebt, hat dies auch eine Veränderung der Körperhaltung in Ruhe und Bewegung zur Folge.

Die Muskelruhespannung wird auch als passive Muskelspannung oder Dehnungsspannung bezeichnet. Sie entspricht dem Widerstand, den ein inaktiver Muskel in Ruhe einer äußeren Dehnungskraft entgegensetzt. Sie wird durch die elastischen Elemente innerhalb der Muskelfasern konstant aufrecht erhalten.

Im Ruhezustand spricht man von Muskelruhespannung. Sobald äußere Dehnungskräfte auf den ruhenden Muskel einwirken und diesen in die Länge ziehen, spricht man von Dehnungsspannung. Beide Kräfte sind in ihrer Größe identisch, weshalb man sie auch oft als Ruhe-Dehnungsspannung bezeichnet.

Folgende äußere Kräfte wirken auf die ruhende Muskulatur ein:

- Schwerkraft
- passive Spannung und aktive Kontraktionskraft von anderen Muskelgruppen
- Trägheitskräfte

2. Die Ursache für die elastische Ruhe-Dehnungsspannung liegt in den Titinfilamenten

Die Muskelfasern sind die aktiven Einheiten unserer Muskeln, die sich willkürlich und reflexartig zusammenziehen können und dadurch Muskelkraft und Muskelarbeit ermöglichen. Sie bestehen aus einer Aneinanderreihung von Sarkomeren, die man auch als „Kraftkammern“ bezeichnen kann.

In den Sarkomeren geschieht die eigentliche Muskelkontraktion. Die kontraktilen Muskelfilamente, die dafür verantwortlich sind, verlaufen in Längsrichtung und befinden sich genau in der Mitte der Sarkomere. Sie bestehen aus den kontraktilen Proteinfasern Aktin und Myosin, die sich durch einen Impuls der informierenden Nervenbahn der Muskelfaser zusammenziehen und wie ein Teleskop ineinander schieben. Dadurch geschieht die eigentliche Muskelkontraktion, der Muskel spannt sich an!

Damit sich die Myosin- und Aktinfilamente, nachdem der Impuls zur Kontraktion wieder abgeklungen ist, auch wieder in ihre Ausgangsposition zurückschieben können, befinden sich parallel zu ihnen sogenannte tertiäre Filamente, von denen die Titinfilamente die Aufgabe haben Aktin und Myosin wieder auseinander zu ziehen.

Die Titinfilamente verlaufen ebenfalls in Längsrichtung parallel zu den Aktin- und Myosinfilamenten in den Sarkomeren und sind hexagonal um diese herum angeordnet. Sie sind die Quelle und der Ursprung der passiven, elastischen Kraft der Muskelfasern und der Ruhe-Dehnungsspannung. Sie haben die Aufgabe die Aktin- und Myosinfilamente nach der Kontraktion wieder in ihre Ausgangsposition zu ziehen.

Das kann man sich wie eine Art Expander vorstellen, der durch die aktive Muskelkontraktion gedehnt und in die Länge gezogen wird. Die Kraft, mit der die Titinfilamente verlängert werden, wird aufgrund ihrer Elastizität gespeichert und führt beim Abklingen der Kontraktion die Aktin- und Myosinfilamente wieder in ihre ursprüngliche Position zurück.

Diese, dem Titin innewohnende, elastische Eigenschaft ist der Grund für die Ruhe-Dehnungsspannung der Skelettmuskulatur. Sie hat eine konstante Größe, die sich nicht durch Dehnungsübungen verändern lässt!

Auf jedes Myosinfilament kommen sechs Titinfilamente. Die passive elastische Ruhe-Dehnungsspannung der Muskelfasern ist dementsprechend sechsmal so hoch, wie die aktive, durch die kontraktilen Filamente (Aktin und Myosin) erzeugte Muskelspannung.

Dies gewährleistet, dass sich unsere Muskeln nach der Muskelarbeit immer wieder entspannen und verlängern, ohne, dass dies durch unseren Willen oder eine andere aktive Muskelkontraktion ausgelöst werden muss. Die Ruhe-Dehnungsspannung der Muskelfasern ist sozusagen die Reaktivkraft, mit der die tertiären Filamente der aktiven Kontraktionskraft der Muskelfasern entgegen wirken.

Je stärker ein Muskel gedehnt wird und je weiter er in seine maximal mögliche Länge gestreckt wird, desto steiler steigt die Kurve der dadurch ausgelösten intramuskulären Dehnungsspannung an. Ein maximal gedehnter Muskel hat dementsprechend auch eine maximale Dehnungsspannung, ein entdehnter Muskel eine geringe Dehnungsspannung.

Wichtig: Bei einer Zunahme des Muskelquerschnitts durch Hypertrophietraining (Muskelaufbautraining) kommt es zu einer vermehrten Bildung von Myosinfilamenten und einer entsprechenden Zunahme an Titinfilamenten (Verhältnis 1:6). Das ist der Grund weshalb es durch Muskelaufbautraining auch zu einem Ansteigen der Ruhe-Dehnungsspannung kommt.

Umgekehrt kommt es bei Hypotrophie (Muskelabbau) zu einer Verringerung der Myosin- und Titinfilamente, weshalb dadurch die Ruhe-Dehnungsspannung abnimmt.

3. Die Muskuläre Balance in einem Gelenksystem (arthromuskuläre Balance)

Jedes Gelenk und Gelenksystem wird durch mindestens zwei Muskelgruppen bewegt. Diese arbeiten als Gegenspieler (Antagonisten), wobei der eine Muskel (Spieler = Agonist) das Gelenk streckt und der zweite Muskel (Gegenspieler = Antagonist) das Gelenk beugt.

Damit sich das Gelenksystem in einer arthromuskulären Balance befindet, was für unsere natürliche Körperhaltung notwendig ist, müssen beide Antagonisten eine gleich große intramuskuläre Ruhe-Dehnungsspannung aufweisen.

In unterschiedlichen Gelenkwinkeln herrschen auch unterschiedliche Spannungen in den Antagonisten: In einem Beugungswinkel von 90° halten sich beide normalerweise die Waage, sprich es herrscht ein arthromuskuläres Gleichgewicht. Physikalisch gesehen addieren sich hier die Drehmomente beider Antagonisten zu Null.

Vergrößert oder verkleinert man den Gelenkwinkel, wird immer einer der beiden Antagonisten gedehnt (= höhere Ruhe-Dehnungsspannung) und der andere gleichzeitig entdehnt (= niedrigere Ruhe-Dehnungsspannung).

Die elastische Kraft der Titinfilamente sorgt dafür, dass das Gleichgewicht im Gelenksystem immer wieder passiv hergestellt wird, ohne dass dazu ein weiterer Kraftaufwand nötig ist.

4. Die Veränderung des arthromuskulären Gleichgewichts

Die elastische Ruhe-Dehnungsspannung der Titinfilamente ist eine konstante Größe, die nicht verändert werden kann. Die Gründe für eine Verschiebung der arthromuskulären Balance liegen also nicht an der Elastizität des Titins selbst.

Die einzigen Gründe, weshalb es zu einer arthromuskulären Dysbalance kommen kann, sind demnach in der Gesamtsumme der parallel geschalteten Titinfilamente eines Muskels und in deren Dehnungsgrad zu finden.

Kommt es durch ein Muskelaufbautraining zu einer Zunahme (Hypertrophie) der parallel geschalteten kontraktilen Proteine Myosin und Aktin, was automatisch zu einer Erhöhung der Titinfilamente führt (Verhältnis 1:6), steigt die intramuskuläre Ruhe-Dehnungsspannung des Muskels.

Kommt es durch eine Verletzung, Schonhaltung oder Ruhigstellung einer Muskelgruppe hingegen zum Abbau und Verlust von Muskelsubstanz (Hypotrophie/Atrophie), was einer Abnahme der kontraktilen Filamente gleich kommt, sinkt die intramuskuläre Ruhe-Dehnungsspannung des Muskels.

Eine dritte Möglichkeit, weshalb sich das Gleichgewicht verschieben kann, ist eine dauerhafte Verlagerung der funktionellen Muskellänge oder Optimallänge des Muskels.

Die funktionelle Länge (Optimallänge) des Muskels ist die Länge, in der ein Muskel seine maximale Kraft entfalten und seine Arbeit optimal verrichten kann. Hier überlappen sich die kontraktilen Filamente soweit, dass die maximale Kontraktionskraft entwickelt werden kann.

Die funktionelle Länge hängt von dem optimalen Gelenkwinkel, auch Arbeitswinkel oder Arbeitssektor ab. Dieser ist bei jedem Menschen individuell verschieden und abhängig von den täglichen Arbeiten, wie auch den Haltungs- und Bewegungsgewohnheiten. In der Regel bleibt die Optimallänge solange konstant bestehen, wie sich die täglichen Verrichtungen im gleichen Arbeitssektor abspielen.

Die Optimallänge lässt sich nicht verändern, solange unsere täglichen Arbeiten weiterhin im selben Arbeitssektor stattfinden!

Verlagert sich der optimale Arbeitssektor und dadurch die funktionelle Optimallänge durch eine Veränderung der Haltungs- und Bewegungsgewohnheiten aus verschiedenen Gründen, dann entsteht ebenfalls eine arthromuskuläre Dysbalance.

Die Gesamtsumme unserer alltäglichen Aktivitäten wie zum Beispiel stundenlanges Sitzen am Schreibtisch, im Auto oder zu Hause auf der Couch, wie auch andere unnatürliche Körperhaltungen und Bewegungsabläufe bei bestimmten Arbeitsvorgängen oder sportlichen Bewegungen bestimmen den Arbeitssektor und die funktionelle Muskellänge.

Immer, wenn unsere Haltungsmuskeln über längere Perioden täglich in unnatürlichen Arbeitswinkeln tätig sein müssen, kommt es zu einer Verschiebung des Arbeitssektors und damit zu einer Verlagerung der Optimallänge weg vom natürlichen Optimalzustand aller beteiligten Muskelgruppen. Allein durch eine sitzende Tätigkeit kommt es auf Dauer zu muskulären Dysbalancen in mehreren Muskelgruppen.

5. Verschiebung des Arbeitssektors und der Optimallänge am Beispiels des Sitzens

Ich möchte die beschriebene Verschiebung von Arbeitssektor und optimaler Muskellänge am Beispiel einer sitzenden Tätigkeit genauer erläutern. Betroffen sind typischerweise Büroangestellte, Schüler und Studenten, Berufskraftfahrer und Taxifahrer, weil sie längere Perioden sitzend verbringen und das jeden Tag.

Unsere Haltungsmuskeln haben die Aufgabe uns im Stand und im aufrechten Gang entgegengesetzt der Schwerkraft aufzurichten und zu stabilisieren. Die Position unseres Beckens, insbesondere des Kreuzbeins, das die Basis der Wirbelsäule darstellt und sich genau mittig am hinteren Becken befindet (oberhalb des Steißbeins), ist ausschlaggebend für die Aufrichtung der Wirbelsäule und des Rumpfes. Das Becken wird durch die optimale Balance der Ruhespannung aller Hüftbeugemuskeln und aller Hüftstreckmuskeln in eine waagerechte Stellung gebracht und stabilisiert.

Im aufrechten Stand beträgt der Arbeitswinkel der Hüftbeuger (Agonist) und Hüftstrecker (Antagonist) nahezu 180°. Die Bauchmuskulatur (Agonist) arbeitet zusammen mit der Rückenmuskulatur (Antagonist) ebenfalls in einer lang gestreckten Position, um die Wirbelsäule senkrecht im Gravitationsfeld aufzurichten und zu halten.

In der sitzenden Position beträgt der Arbeitswinkel der Hüftbeuger 90° und weniger! Dementsprechend befinden sich die antagonistisch arbeitenden Hüftstrecker in einem Winkel von mehr als 180° (ungefähr 270°).

Die Bauchmuskulatur befindet sich in einem entdehnten, angenäherten Zustand, die Rückenmuskeln, insbesondere im Bereich des oberen Rückens, der Brustwirbelsäule werden überdehnt. Da diese unnatürliche Haltung auf Dauer sehr viel Energie kosten würde, passt sich der Körper der neuen Position an. Er reguliert die intramuskuläre Spannung und die Optimallänge aller beteiligten Muskelgruppen passend für die sitzende Körperhaltung, so dass es in dieser Position wieder zur arthromuskulären Balance kommt.

Dadurch verschieben sich Arbeitswinkel und Optimallänge aller beteiligter Muskelgruppen gleichzeitig. Das hat zur Folge, dass sich die Muskeln an diese neue Situation gewöhnen und ihre Länge anpassen. Das Spannungsgleichgewicht aller beteiligter Antagonisten stellt sich auf die neue Position, im Sitzen ein. Hier entsteht eine „neue“ Balance, einhergehend mit der neuen Optimallänge aller Haltungsmuskeln.

Sobald wir nun die sitzende Position wieder verlassen und uns aufrecht hinstellen, herrscht ein anderes arthromuskuläres Gleichgewicht als von Natur aus vorgesehen ist: Die Hüftbeugemuskeln und die Bauchmuskulatur haben jetzt für den aufrechten Stand ein Zuviel an Spannung und die Hüftstreckmuskeln, wie auch die Rückenmuskulatur haben zu wenig Spannung, da sich alle Optimallängen auf die sitzende Position verlagert haben.

Die Konsequenz dieser Verlagerung ist eine muskuläre Dysbalance zwischen sämtlichen Antagonisten, die für unsere aufrecht Körperhaltung zuständig sind. Das resultiert in einer vorgekippten Beckenstellung, was zu einer steileren Neigung des Übergangs vom Kreuzbein zur Lendenwirbelsäule führt und die natürliche Lendenlordose verstärkt.

Es kommt zum sogenannten „Hohlkreuz", was ein Abgleiten des 5. Lendenwirbelkörpers nach vorne begünstigt, wodurch es zu Fehlbelastungen der Bandscheiben und Wirbelgelenke kommt. Die meisten Bandscheibenschäden passieren genau in diesem Bereich. Eine der häufigsten Ursachen für Bandscheibenschäden sind also muskuläre Dysbalancen, die meistens durch Sitzen und der damit einhergehenden Verlagerung der arthomuskulären Balance begründet sind.

6. Unser Bewegungsapparat ist in Form von Ketten organisiert

Ein großes Manko vieler Therapierichtungen ist, dass sie versuchen den Körper in seinen Einzelteilen zu betrachten und zu behandeln. Dabei ist schon seit vielen Tausend Jahren bekannt, dass dies nicht möglich und auch nicht richtig ist. Der Aspekt der Ganzheitlichkeit kommt besonders in der modernen westlichen Schuldmedizin zu kurz oder findet zu wenig Beachtung.

Alte Lehren wie Ayurveda und die traditionelle chinesische Medizin bauen auf dem Aspekt der Ganzheitlichkeit auf und funktionieren seit mehreren Jahrtausenden nach wie vor sehr zuverlässig.

Ein chinesisches Sprichwort aus der alten Kampf- und Bewegungskunst Tai Chi Chuan verdeutlicht diese Zusammenhänge sehr gut:

„Bewegt sich nur ein kleiner Teil des Körpers ist der ganze Körper in Bewegung!"

Das besagt, dass es nicht möglich ist, einzelne Körperteile getrennt vom Ganzen zu bewegen oder zu behandeln. Alles hat immer eine Auswirkung auf alles. Unsere Körperintelligenz ist viel größer als es unser rationaler Verstand erfassen und begreifen kann. Jede einzelne Zelle steht in ständigem Austausch mit allen anderen Körperzellen. Jeder Körperteil korrespondiert mit dem ganzen Körper.

Was die muskulären Dysbalancen betrifft, wirkt sich jede kleine Unstimmigkeit auf alle anderen Bereiche des Körpers aus, was an dem vorher erwähnten Beispiel des Daumenballens verdeutlicht wurde. Jede Verspannung führt auf Dauer zu weiteren Verspannungen, jede kleine Änderung der natürlichen Haltungs- und Bewegungsmuster beeinflusst unser gesamtes Dasein, auf allen Ebenen.

7. Die kinetischen Ketten der Gelenke und Knochen

Unser Skelett ist ein zusammenhängendes Konstrukt, bei dem alle einzelnen Knochen durch die Gelenke und gelenkigen Verbindungen miteinander verbunden sind. Die Natur arbeitet immer nach dem Prinzip der Ökonomie und hat sich auch bei der Konstruktion unseres Knochengerüstes einiges einfallen lassen. Alles ist so organisiert und miteinander verbunden, dass wir nahezu unendlich viele Bewegungsmöglichkeiten zur Verfügung haben.

Die Kombination der Bewegungsmöglichkeiten verschiedener Gelenke, verstärkt durch elastische Bindegewebsstrukturen wie Bänder und Gelenkkapseln, gewährleistet Stabilität und maximale Beweglichkeit, optimal abgepasst an die Erdanziehung.

Damit wir so viele Freiheitsgrade unseres Knochengerüstes und gleichzeitig eine maximale Stabilität zur Verfügung haben, passieren Bewegungen immer gleichzeitig in mehreren Gelenken. Man spricht hier auch von kinetischen Ketten: Je nach Bewegung organisiert der Körper ein kettenartiges Zusammenspiel mehrerer Knochen und Gelenke gleichzeitig, um spezielle Dinge tun zu können.

So ist beispielsweise die Geh- und Laufbewegung, ein Grundmuster der menschlichen Bewegungsmöglichkeiten, eine sehr komplexe Angelegenheit, bei der die Knochen und Gelenke der Zehen und Füße, der Beine, des Beckens, der Wirbelsäule und des Rumpfes, des Schultergürtels, der Arme, Hände und des Kopfes mitwirken.

> Alle einzelnen Teile müssen sich koordiniert und ökonomisch miteinander Bewegen, damit wir von A nach B gehen können.

Die Knochen und Gelenke haben auch die Aufgabe die Schwerkraft senkrecht von oben nach unten zu den Füßen zu übertragen. Die Kräfte, die durch unsere Skelettmuskulatur auf die Knochen ausgeübt werden, müssen zudem so weitergeleitet werden, dass ein koordiniertes Bewegung und Halten im Gravitationsfeld der Erde möglich ist. Gelenke lenken Kräfte um und zwar so, dass alle einzelnen Kräfte optimal zur Anwendung kommen.

8. Auch unsere Muskeln arbeiten als Ketten zusammen

So wie die Gelenke in Form von kinetischen Ketten funktionieren, organisieren sich auch unsere Skelettmuskeln in Form von funktionellen Muskelkettensystemen. Bei jeder Bewegung schaltet unser Nervensystem einzelne Muskelgruppen zu einer funktionellen Muskelkette zusammen. Jeder Muskel entspricht einem Kettenglied. Dadurch werden zum einen großflächige und komplexe Bewegungsabläufe ermöglicht, zum anderen kommt es auch zu einer synergistischen Kraftentfaltung.

Die einzelnen Kräfte potenzieren oder multiplizieren sich, so dass eine größere Gesamtkraft entsteht, als die Summe der Einzelkräfte ergeben würde. Das spart Energie und macht größere Gesamtleistungen möglich. Die Voraussetzung dazu ist allerdings, dass die einzelnen Muskelkettenglieder in Balance zueinander stehen. Denn jede Kette ist immer nur so stark wie ihr schwächstes Glied! Kommt es also zu muskulären Dysbalancen innerhalb der Muskelketten, dann wird dadurch die Gesamtbalance und die Gesamtleistung beeinträchtigt.

Oft blockieren sich auch einzelne Glieder und es kommt zu einem erhöhten Energieverbrauch, geringerer Leistung und Gesamtkraft und zur Überlastung einzelner Anteile. Da die Muskelketten die kinetischen Gelenkketten bewegen und stabilisieren, führen muskuläre Dysbalancen und einzelne Schwachstellen zwangsläufig dazu, dass dies zu Lasten der passiven Strukturen passiert: Die Arbeit, die eigentlich unsere Muskeln übernehmen würden, werden aufgrund von funktionellen Schwächen auf den passiven Bewegungsapparat „abgewälzt". Dann tragen die Knochen, Gelenke und Bandscheiben die Lasten, die unsere Stütz- und Haltungsmuskeln übernehmen würden, wenn diese sich in Balance befänden.

Unser Körper funktioniert immer als Einheit und versucht automatisch so ökonomisch und effektiv wie möglich zu arbeiten. Fällt ein Bereich vorübergehend aus, zum Beispiel aufgrund einer Verletzung, wird die anfallende Arbeit mehr oder weniger gleichmäßig auf das ganze System verteilt. Das geschieht meistens so subtil, dass wir es mit unserem Bewusstsein gar nicht mitbekommen.

Auch, wenn wir eine unnatürliche Körperposition immer wieder über längere Zeit einnehmen (Arbeitsplatz, Sitzen, Schonhaltung usw.), organisiert sich unser Körper so, dass er dies so kraftsparend wie möglich verrichten kann. Dazu werden ständig Spannungen umverteilt, Muskeln in ihrer Optimallänge verändert, Gelenkwinkel und Arbeitssektoren angepasst. Das können wir selten mit unserem Verstand erfassen und bewusst korrigieren.

9. Weshalb Dehnungsübungen nicht funktionieren

An dieser Stelle greifen viele jetzt nach der scheinbaren Lösung, das Problem der dauerhaft verkürzten Muskelgruppen durch Dehnen zu beseitigen. Die Ursache für die Verkürzung ist allerdings eine erhöhte intramuskuläre Ruhespannung und eine Verschiebung des Arbeitssektor aufgrund einer veränderten Haltung. Die dadurch verkürzte funktionelle Länge lässt sich nicht verändern, indem wir durch Dehnungsübungen versuchen den Muskel wieder in seine ursprüngliche Länge zu ziehen!

Wie wir bereits gesehen haben, ist die elastische Eigenschaft der tertiären Filamente, insbesondere des Titins, die Quelle der Muskelruhespannung. Dessen biologische Funktion besteht darin, die Aktin- und Myosinfilamente nach der Kontraktion automatisch wieder in ihre Ausgangsposition zu bringen. Die Elastizität des Titins ist durchgehend konstant. Würden Dehnungsübungen funktionieren und die Elastizität dauerhaft verringern, hätte die Natur an dieser Stelle schlechte Arbeit geleistet!

Die Verkürzung des Muskels durch eine Änderung des Arbeitssektors ist auch nur die Folge der erhöhten intramuskulären Spannung, nicht die Ursache. Die dauerhaft erhöhte intramuskuläre Spannung entsteht, wie bereits erläutert, durch eine Ab- oder Zunahme der parallel geschalteten Filamente oder durch eine Änderung der Optimallänge aufgrund unnatürlicher Haltungsgewohnheiten.

Durch Dehnen lässt sich der Muskel zwar bis zu seinem Maximum strecken, aber sobald die Dehnung nachlässt, zieht die erhöhte intramuskuläre Spannung den Muskel innerhalb von wenigen Sekunden bis Minuten wieder in die verkürzte Position zurück. Die Ursache der Verkürzung bleibt durch das Dehnen unberührt!

10. Die Dekontrahierung der verspannten Muskeln als einzig sinnvolle und dauerhafte Lösung

Egal, welche Situation allgemein und individuell vorliegen mag, es gibt letztendlich immer nur eine einzige Lösung für die erfolgreiche und dauerhafte Korrektur von muskulären Dysbalancen: Ein funktionelles Muskeltraining, bei dem die Schwachpunkte innerhalb der Muskelketten nach und nach gestärkt werden.

Nur durch die Arbeit an unseren Schwachstellen können wir uns verbessern!

Wer immer nur das tut, was er gut kann und was ihm leicht fällt, hält sich selbst von einer ganzheitlichen Weiterentwicklung ab. Nicht nur das, er wird dadurch mit der Zeit sogar immer schwächer und fördert eine unausgewogene Entwicklung.

Wir tendieren dazu, unsere Schwächen zu ignorieren und würden am liebsten immer nur das machen, was uns leicht fällt. Dabei verschiebt sich das bereits bestehende Missverhältnis zwischen unseren Stärken und Schwächen immer mehr, bis wir irgendwann unseren Schwächen unterliegen.

Mit den Übungen in diesem Ratgeber wollen wir genau umgekehrt vorgehen: Wir konzentrieren uns einzig und allein auf das Training unserer Schwachpunkte! Jede Übung dient uns dabei zugleich auch als diagnostisches Werkzeug, da sich während der Übungsausführung die schwächsten Glieder der ganzen Muskelketten zeigen, indem diese zuerst ermüden.

Wir richten uns beim Training immer nach dem schwächsten Glied und legen dann beim Üben eine kurze Pause ein, wenn wir in einem Bereich eine muskuläre Ermüdung bemerken. Nach einigen Übungseinheiten werden Sie feststellen, dass plötzlich ein anderer Teil der Muskelkette zuerst ermüdet und der bisherige Schwachpunkt keinerlei Beschwerden mehr verursacht und nicht mehr zuerst ermüdet.

Das bedeutet, dass Sie den ursprünglichen Hauptschwachpunkt bereits soweit gekräftigt haben, dass dieser nicht mehr in Erscheinung tritt. Der nächst schwächere Teil macht sich nun bemerkbar und zeigt an, wann es an der Zeit ist, eine kurze Pause einzulegen.

So trainieren wir einen Schwachpunkt nach dem nächsten und bringen in kurzer Zeit die gesamte Muskelkette auf den gleichen Stand, bis alle Kettenglieder gleich stark sind.

> Ich kenne keine andere Methode, die so schnell ihre Wirkung zeigt und ähnlich effektiv wirkt. Die meisten Menschen machen am liebsten das, was sie gut können und was ihnen relativ leicht fällt. Wer jedoch seine Schwächen ignoriert und immer nur seine Stärken trainiert, fährt so immer weiter in eine Sackgasse und bereitet sich selbst den Weg zu noch mehr muskulären Dysbalancen und Verletzungen.

Kapitel 4: Die Dekontrahierungsübungen in der Vorbereitung

Die Übungen zur Dekontrahierung setzen fast alle an den Gegenspielern (Antagonisten) der Muskelgruppen an, die über eine zu hohe Spannung verfügen. Indem wir die Antagonisten aktivieren und in ihrer Funktion stärken, erhöhen wir deren intramuskuläre Spannung und schaffen so wieder ein Spannungsgleichgewicht zwischen beiden Muskelgruppen. Daraufhin regulieren beide Gruppen auch wieder ihre funktionelle Optimallänge und die erwünschte arthromuskuläre Balance kann sich wieder herstellen.

In einigen Fällen, in denen ein Muskel über so eine hohe intramuskuläre Spannung verfügt, dass er sich bereits stark in seiner natürlichen Länge verkürzt und zusammengezogen hat, kann es vor dem Üben hilfreich sein, den verspannten Muskel zu massieren oder durch Dehnungsübungen zu strecken. Damit lässt sich kurzweilig der Gelenkwinkel erweitern, was die Übungsausführung erleichtert.

Die Gegenspieler der verkürzten Muskelgruppen werden durch die Dauerkontraktur der Spieler in ihrer Funktion und in ihrem Bewegungsspielraum eingeschränkt, was dort sehr schnell zu einem Verlust von Beweglichkeit, Kraft und Muskelsubstanz führen kann.

Durch die Übungen stellen wir die Kraft, Muskelmasse und Funktion der abgeschwächten Muskeln wieder her.

Beispiel:

- Der Daumenballen/-beuger ist dauerhaft kontrahiert und besitzt demzufolge eine viel zu hohe intramuskuläre Eigenspannung.
- Durch die Aktivierung und Kräftigung der Gegenspieler des Daumenballens (alle Daumenstrecker), nähern diese sich der Kraft und Spannung der Daumenbeuger wieder an.
- Es entsteht ein Spannungs- und Kräftegleichgewicht, alle Antagonisten befinden sich wieder in einer muskulären Balance.

- Dadurch reguliert sich auch automatisch die ursprüngliche Länge des Daumenballens, so dass das Daumengrundgelenk seinen Bewegungsspielraum wieder zurückgewinnt.
- Der Daumenballen stellt den Anfang der beugenden Muskelkette der oberen Extremität dar, und wenn hier die Erstursachen für weitere muskuläre Dysbalancen liegen, kommt es nach dem Dekontrahieren des Daumenballens meistens auch wieder zu einer Spannungsregulation innerhalb der gesamten Beugerkette.
- Das führt dazu, dass auch Symptome und Beschwerden, die sich reaktiv in anderen Teilen der Muskelkette manifestiert haben, danach ebenfalls wieder auflösen.

Wir dehnen oder strecken also nicht die verkürzte Struktur in der Hoffnung, dass sich dadurch die erhöhte intramuskuläre Spannung wieder normalisiert, sondern wir aktivieren die Gegenspieler dieser verkürzten Muskeln und schaffen so einen Spannungsausgleich zwischen Spieler und Gegenspieler.

Dadurch bekommen die Muskelgruppen, die allgemein zur Abschwächung neigen, einen Kräftigungsimpuls. So wird ganz direkt, effektiv und ökonomisch das Spannungs- und Kräftegleichgewicht innerhalb von Spieler und Gegenspieler wieder hergestellt.

1. Das elastische Widerstandsband als alleinige Trainingsausrüstung

Das einzige Hilfsmittel, das Sie zur Durchführung der meisten Dekontrahierungsübungen benötigen, ist ein Theraband oder ein ähnlich elastisches Widerstandsband (z. B. Bodyband oder Flexiband). Elastische Widerstandsbänder weisen ein nahezu identisches Elastizitäts- und Spannungsverhalten auf wie unsere Muskelfasern. Deshalb sind solche Bänder geradezu prädestiniert zum Muskeltraining, insbesondere für die Dekontrahierungsübungen.

Elastische Widerstandsbänder haben darüber hinaus viele weitere Vorteile, die sich besonders für unsere Dekontrahierungsübungen optimal eignen:

- **Unabhängig von der Schwerkraft:** Im Gegensatz zu Gewichten und Übungen mit dem eigenen Körpergewicht („Bodyweightexercises“) funktionieren die Bänder unabhängig von der Schwerkraft. So lassen sich die Richtungen für den Widerstand frei und in jeder Körperposition unabhängig von der vertikal wirkenden Schwerkraft wählen.
- **Günstig im Preis:** Auch im Preis sind die Bänder um einiges günstiger als Hanteln oder andere Trainingsgeräte.
- **Lassen sich überall mit hinnehmen:** Die Bänder nehmen wenig Stauraum in Anspruch und wiegen so gut wie nichts, optimale Bedingungen, um überall damit zu trainieren, z. B. auf Reisen, am Arbeitsplatz, in der Natur, vor und nach dem Training im Sportverein oder Fitnessstudio.
- **Ermöglichen ein komplettes Training der Strecker:** Ein weiterer Vorteil ist, dass sich die Bänder aufgrund der gleich vorgestellten Spezialwickelung so anwenden lassen, dass die Finger- und Handgelenkstrecker frei bleiben. Im Gegensatz dazu muss eine Hantel fest gegriffen und gehalten werden, wodurch die Beuger der Finger- und Handgelenke aktiviert werden. Da es hier aber um die Dekontrahierung der Beuger und die Aktivierung der Strecker geht, ist es wichtig, dass die Beuger bei allen Bewegungen frei bleiben. Durch die später vorgestellte Wickeltechnik für die Übungen der oberen Extremitäten können die Finger und Hände beim Üben geöffnet und gestreckt bleiben.

Das Theraband, wie auch ähnliche Widerstandsbänder anderer Hersteller, sind in verschiedenen Widerstandsstufen, die zur Unterscheidbarkeit alle eine andere Farbe haben, erhältlich. Ich empfehle Ihnen mit der zweit- oder drittleichtesten Stufe, also der grünen oder blauen Variante des Therabandes, zu beginnen.

Es ist wichtig den Widerstand nicht zu schwer zu wählen, da der eigentliche Widerstand, den Sie bei den Übungen wahrnehmen und überwinden, nämlich Ihr eigener, sprich der Widerstand der dauerhaft verkürzten Muskelgruppen ist.

Selbst Kraftsportler sollten klein anfangen: Mein persönliches Beispiel

Als ich vor über 15 Jahren mit dem Konzept der Dekontrahierung erstmalig in Kontakt kam, begann ich mit dem grünen Theraband an meinen verkürzten Daumenballen, den Innenrotatoren und den Handgelenkbeugern zu arbeiten. Ich war damals kaum in der Lage, die Bewegung richtig auszuführen und ein Ermüdungsschmerz und Schwächegefühl in den hinteren Schultermuskeln und im oberen Rücken machte sich breit.

Meine Schulter- und Rückenmuskeln waren zu dieser Zeit viel zu schwach, um die Bewegungen meiner Hände, gegen den Widerstand dieses sehr leichten grünen Therabandes zu stabilisieren. Wie konnte das sein? Schließlich betrieb ich seit vielen Jahren intensives Krafttraining!

Das genau war der Grund. Denn nicht der Widerstand des Bandes machte mir zu schaffen, sondern die erhöhte intramuskuläre Spannung meiner Brust- und Latissimusmuskeln, die ich sozusagen jahrelang durch schwere Klimmzüge und Dips, das ist eine Übung zur Kräftigung der Brustmuskulatur, dermaßen mit überschüssiger Spannung „aufgeladen" hatte, dass diese schließlich meine gesamte Statik aus dem Gleichgewicht brachten.

Das Band offenbarte diese erhöhte intramuskuläre Spannung, indem es als Gegenpol dazu diente und mir half den Fokus auf die exakte Gegenbewegung der verkürzten Muskelgruppen zu lenken und praktisch die genaue Richtung für die Gegenbewegung vorgab.

2. Kein Aufwärmen nötig, aber zum Aufwärmen optimal geeignet

Für unser Dekontrahierungsprogramm brauchen Sie sich nicht speziell aufzuwärmen oder anderweitig vorzubereiten. Sie benötigen auch nicht viel Platz und auch keine spezielle Trainingskleidung, Sie können die Übungen also auch in Alltagskleidung ausführen. Das ist wichtig, da das Dekontrahieren auch im Alltag verankert werden sollte.

Sie können die Dekontrahierungsübungen sehr gut in ein Aufwärm- und Vorbereitungsprogramm für alle Arten des sportlichen Trainings integrieren. Neben der Herstellung der muskulären Balance kommt es durch die Übungen auch zur Verbesserung der Muskeldurchblutung, der Gelenkbeweglichkeit und -stabilität und der neurologischen und koordinativen Feinabstimmung zwischen allen Muskelgruppen ganzer Muskelketten.

Das ist wichtig für alle sportlichen Fertigkeiten, eine optimale Trainierbarkeit der Muskelfasern und zur Verletzungsprophylaxe.

Viele Sportler, insbesondere auch Kraftsportler und Bodybuilder, staunen immer wieder, wie die regelmäßigen Dekontrahierungsübungen vor dem Training die Trainingsleistungen und die Muskelstimulation verbessern.

Nach dem Training eignen sich die Übungen optimal, um die erhöhte Muskelspannung in den beanspruchten Muskelgruppen wieder zu harmonisieren, was ganz klar die Regeneration beschleunigt und verbessert. Deshalb tragen die Dekontrahierungsübungen definitiv zur Leistungssteigerung und zum schnelleren Kraft- und Muskelaufbau bei. Unser volles Potenzial lässt sich auch durch das beste Training nur dann erschließen, wenn alles im Körper richtig funktioniert und die Trainingsreize auch in den Muskelfasern ankommen.

Die meisten Verletzungen beim Krafttraining entstehen nur, weil sich der gesamte Bewegungsapparat im Ungleichgewicht befindet und alle auftretenden Kräfte nicht optimal weiter geleitet werden.

3. Wie häufig üben und wie vorgehen?

An dieser Stelle möchte ich einige Empfehlungen zur Anwendung, Organisation und Übungsausführung ansprechen. Im Gegensatz zu vielen Trainingsprogrammen geht es hier nicht um Leistung. Betrachten Sie die Dekontrahierungsübungen eher als eine Art „Medikament". Je weniger Sie davon benötigen, um Ihren Bewegungsapparat wieder ins Gleichgewicht zu bringen, desto besser.

Wer sich einmal von den gröbsten muskulären Dysbalancen befreit hat, benötigt nur noch sehr wenig Übungszeit, um dieses Gleichgewicht immer wieder aufzufrischen und zu stabilisieren bzw. aufrecht zu erhalten. Je nach Gesundheitszustand kann es zu Beginn allerdings sein, dass mehrere tägliche Minieinheiten von 5-10 Minuten alle paar Stunden sinnvoll sein können.

Ich persönlich würde folgendermaßen vorgehen: Beginnen Sie mit der ersten Übung und führen Sie diese einige Minuten lang aus. Machen Sie kurze Pausen, wenn die Muskulatur zu ermüden beginnt und beobachten Sie genau, ob sich etwas verändert. Der Körper beginnt innerhalb von einigen Wiederholungen, seine gesamte Haltung neu auszurichten. Sobald sich der Bewegungsspielraum verbessert hat, gehen Sie zur nächsten Übung über. Arbeiten Sie sich so Übung für Übung vor. Bleiben Sie etwas länger bei den Übungen, bei denen Ihnen die deutlichsten Unregelmäßigkeiten auffallen. Wiederholen Sie diese Reihenfolge so oft Sie möchten.

Sie werden vermutlich schon bei den ersten Testversuchen während einiger Übungen Unregelmäßigkeiten zwischen linker und rechter Körperhälfte, Bewegungseinschränkungen, Verkürzungen oder Kraftmangel bemerken. Das sind die erwähnten Schwachpunkte innerhalb der Muskelketten, die sich am deutlichsten zeigen und unterschiedliche Symptome oder Auffälligkeiten offenbaren. Daran sollten Sie hauptsächlich arbeiten, mit dem Ziel eine Verbesserung und ein Gleichgewicht herbeizuführen.

Schon innerhalb weniger Übungseinheiten lassen sich massive, jahrelang bestehende Dysbalancen korrigieren. Sobald Sie eine Dauerkontraktur erfolgreich gelöst haben, nehmen Sie sich gleich die nächste vor, die sich offenbart, bis sich Ihr Bewegungsapparat im Großen und Ganzen in Harmonie befindet. Ist dieser Zustand einmal erreicht, geht es nur noch darum, diese Balance weiterhin zu stabilisieren und in Ihrem Alltag aufrecht zu erhalten. Die Übungen dienen, wie schon erwähnt, auch als diagnostisches Werkzeug, mit dem Sie jeder Zeit selbst überprüfen können, ob muskuläre Ungleichmäßigkeiten vorliegen.

Ganz allgemein können Sie sich an folgenden Ratschlägen orientieren:

- **Wie oft trainieren?**

  Je öfter desto besser, da unser ZNS am schnellstens lernt, wenn die Frequenz und Häufigkeit der Lerneinheiten möglichst hoch ist. Gleichzeitig dürfen die Intensität und die Anstrengung, die die Übungseinheiten verursachen, nur minimal sein, da sonst die hohe Frequenz und die Übungsqualität negativ beeinflusst werden. Führen Sie die Übungen am besten täglich, besser noch mehrmals täglich aus. Dabei reicht es völlig, wenn Sie die Übungen, die

Ihre individuellen Schwachpunkte bearbeiten, öfter und die restlichen weniger oft trainieren.

- **Wie lange trainieren?**

  Die Dauer richtet sich nach dem Ergebnis, was bedeutet, dass ich empfehle, die Übung solange auszuführen, bis eine Besserung, zumindest eine Veränderung eintritt. Das geschieht normalerweise in wenigen Minuten. Dabei sollten zwischendurch Ruhepausen eingelegt oder mehrere Übungen im Wechsel ausgeführt werden, damit einzelne Muskelgruppen nicht überfordert werden.

  Bei schwerwiegenderen und langwierigen Beschwerden kann es sein, dass die muskuläre Dysbalance so verhärtet ist, dass in den ersten Übungseinheiten nicht innerhalb von einigen Minuten deutlich wahrnehmbare Besserungen eintreten. In solchen Fällen würde ich täglich mehrere Mini-Übungseinheiten von wenigen Minuten empfehlen, da sich so auch die hartnäckigsten Verspannungen am effektivsten in den Griff bekommen lassen.

- **Wie viele Wiederholungen?**

  Im Gegensatz zu anderen Übungsprogrammen gibt es hier keine Satz- und Wiederholungsvorgaben, die erreicht werden sollen. Je weniger Wiederholungen benötigt werden und umso schneller das gewünschte Ergebnis erreicht wird, desto besser. Die Leistungssport- und Fitnesstraining-Mentalität „Je mehr, desto besser!“ ist hier fehl am Platz.

  Machen Sie pro Durchgang maximal so viele Wiederholungen, bis Sie eine leichte Ermüdung in den arbeitenden Muskelgruppen, insbesondere in den schwachen Kettengliedern, bemerken und legen Sie dann eine Pause ein. Das können Sie pro Übungseinheit und auch über den Tag verteilt so oft machen, bis sich die Dauerkontraktur auflöst oder eine allgemeine Verbesserung auftritt. Wichtig ist, keine Erschöpfung zu verursachen, da das Zentrale Nervensystem (ZNS) sonst blockiert und weitere Übungseinheiten nachteilige Auswirkungen haben können.

- **Wann trainieren?**

  Es gibt viele gute Gelegenheiten während des Tages eine Übungseinheit einzubauen. Morgens nach dem Aufstehen eignet sich bestens, um sich für den Tag aufzurichten und sanft den Kreislauf in Schwung zu bringen. Wer körperlich schwer arbeitet, kann seinen Bewegungsapparat optimal auf die Belastung vorbereiten, indem er kurz vor Arbeitsbeginn einige Minuten dekontrahiert. Auch während der Arbeit könnte man immer wieder zwischendurch einige Minuten die beanspruchten Muskelpartien durchgehen, sofern dies möglich ist. Wer viel sitzt, eine Bürotätigkeit ausübt oder als LKW- oder Taxifahrer arbeitet, tut sich und seinem Körper einen Riesengefallen, wenn er alle paar Stunden die wichtigsten Muskelgruppen dekontrahiert.

  Sportler sollten vor ihrem Training und danach die Muskelgruppen dekontrahieren, die beim Training am meisten Spannung aufgebaut haben. Ansonsten lassen sich die Übungen mit allen möglichen sportlichen Aktivitäten wie z. B. Joggen, Walking, Wandern, Gymnastik, Pilates, Yoga, Krafttraining kombinieren.

- **Ausführung der einzelnen Wiederholungen:**

  Die Art der Bewegungsausführung der Dekontrahierungsübungen unterscheidet sich ein wenig von der Art und Weise der Durchführung von Fitnessübungen zum Muskeltraining:

  a. Zeitlupentempo: Je langsamer und kontrollierter Sie die Bewegungen ausführen, desto besser nehmen Sie Spannungsdysbalancen und Ungleichgewichte wahr. Versuchen Sie deshalb, die Übungen möglichst langsam durchzuführen.

  b. Teilwiederholungen: Wenn Sie im Bewegungsablauf einem Bereich entdecken, der schmerzt oder die Weiterführung der Bewegung bremst, dann führen Sie dort Teilwiederholungen aus. Sie gehen von der entdeckten Blockade wieder ein kleines Stückchen zurück und nähern sich wieder an. So arbeiten Sie hier praktisch mit Mini-Teilwiederholungen, bis sich der Widerstand lockert.

c. Isometrische Haltearbeit: Unser Körper ist ein Meister in der Anpassung und hat sich schon lange an seine Verkürzungen und Blockaden gewöhnt und diese im „Bordcomputer“, unserem ZNS, als neuen „Normalzustand“ abgespeichert. Wenn wir eine Dauerkontraktur aufgelöst haben und der volle Bewegungsspielraum wieder möglich ist, ist es hilfreich, die Endposition sieben Sekunden lang zu halten, da dies dann vom ZNS schneller integriert wird.

4. Die richtige Körperhaltung für die Ausgangsposition: In der Regel führen Sie die Dekontrahierungsübungen für die Arme und Schultern im aufrechten Stand durch. Einige Bewegungen für die unteren Extremitäten werden im Liegen oder Sitzen durchgeführt. Für die Übungen im Stand ist es sinnvoll, vorher eine natürliche, entspannte Körperhaltung aktiv herzustellen.

Folgende Punkte sind hierzu hilfreich:

a. Fußstellung: Stehen Sie hüft- bis schulterbreit und verlagern Sie Ihr Körpergewicht auf den Vorfußballen, speziell auf den Großzehenballen.

b. Beine und Becken: Beugen Sie locker die Knie und richten Sie Ihren vorderen Beckenrand soweit auf, dass sich Ihr Becken genau im Lot befindet. Die Beine befinden sich in der gleichen Position, in die Sie automatisch gehen, wenn Sie so hoch wie möglich springen wollten.

Tipp: Stellen Sie sich vor, Ihr Becken sei eine Schale, die bis zum Rand mit Wasser gefüllt ist. Richten Sie Ihr Becken nun so aus, dass das Wasser zu keiner Seite hinaus laufen kann.

c. Wirbelsäule: Die Basis Ihrer Wirbelsäule, das Kreuzbein, befindet sich genau in der Mitte, an der Rückseite ihres knöchernen Beckens. Das Kreuzbein ist der Knochen, an dem unten das Steißbein hängt und dessen Oberfläche die Basis der gesamten Wirbelsäule und des Oberkörpers darstellt. Von der Position des Kreuzbeins hängt ab, ob Ihre Wirbelsäule schief oder gerade ist, was sich direkt auf die Haltung des gesamten Rumpf-, Schulter- und Kopfbereiches auswirkt.

Strecken Sie Ihre Wirbelsäule maximal lang aus, indem Sie Ihren Scheitel, den höchsten Punkt des Kopfes, soweit wie möglich von Ihrem Kreuzbein aus nach oben zur Decke ziehen.

Tipp: Stellen Sie sich vor, an Ihrem Scheitel sei ein Seil befestigt, an dem Ihr Scheitel sanft, aber kraftvoll senkrecht nach oben gezogen wird. Stellen Sie sich vor, ein schweres Gewicht hängt, an einer Kette befestigt an Ihrem Steißbein und übt einen Gegenzug aus. Jetzt wird Ihre Wirbelsäule „passiv" in die Länge gezogen. Durch diese Vorstellungen aktivieren Sie die tiefliegende Rücken- und Rumpfmuskulatur, die Ihre Wirbelsäule maximal streckt und aufrichtet.

d. Schultergürtel und Kopf: Der Schultergürtel liegt dem an der Wirbelsäule hängenden Brustkorb locker auf. Von der Seite aus betrachtet, befinden sich Ihre Schultergelenke genau mittig zwischen der Körpervorder- und -rückseite. Die Schulterblätter liegen flach am Rücken an. Den Kopf haben Sie ja bereits lang nach oben zum Himmel hin aufgerichtet. Ziehen Sie jetzt noch Ihr Kinn ein wenig zum Körper hin, damit die Halswirbelsäule gerade ist.

5. Die richtige Wickelung und Fixierung des Therbandes: Bei den meisten der folgenden Dekontrahierungsübungen ist wie beschrieben die Verwendung eines Therabandes nötig. Dies erfordert bei den Übungen für die obere Extremität eine spezielle Wickel- und Grifftechnik. Diese hat den Sinn und Zweck, dass wir das Theraband während den Übungen nicht aktiv mit den Händen greifen und halten müssen.

Schließlich wollen wir die Beuger dekontrahieren, was nicht funktioniert, wenn der Anfang der Beugerkette, die Hand- und Fingerbeuger, in einer kontrahierten, also verkürzten Position sind, was beim Greifen der Fall ist. Um die beugende Muskelkette von Anfang an in die Dekontrahierung mit einzubeziehen, ist es wichtig, dass wir die Strecker frei bewegen und einsetzten können.

Im Folgenden möchte ich die Spezial-Wickelung genau vorstellen:

Legen Sie das Theraband dafür zunächst auf die nach oben zeigenden, geöffneten Handflächen. Fixieren Sie die losen, seitlich herab hängenden Enden zwischen Daumen und Zeigefinger und führen Sie dann die Kleinfingerseite unter dem straffen, fixierten Teil des Therabandes durch und schlagen es einmal um, so dass sich das Band selbst fixiert.

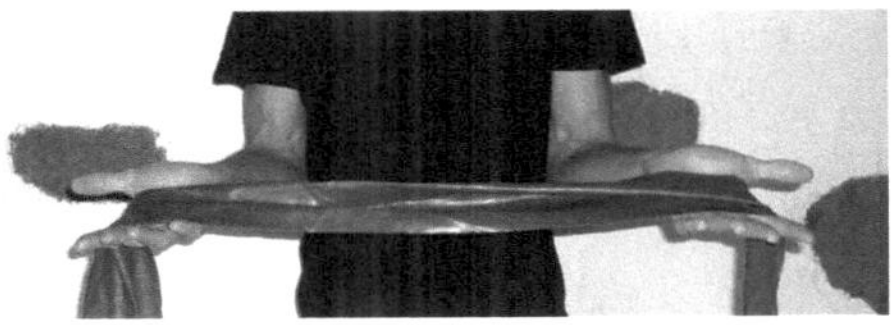

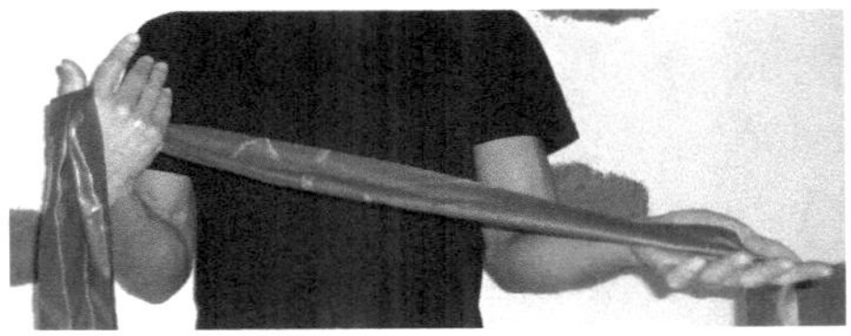

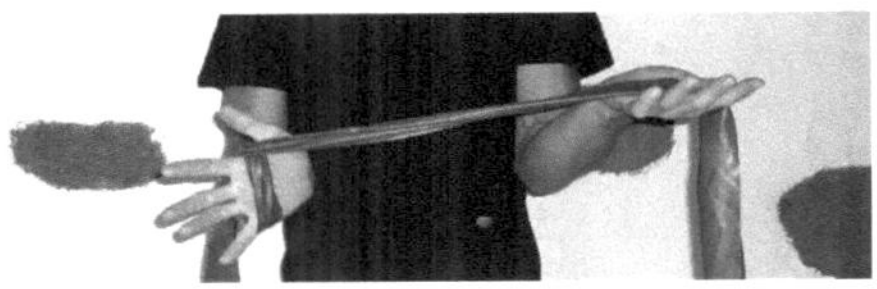

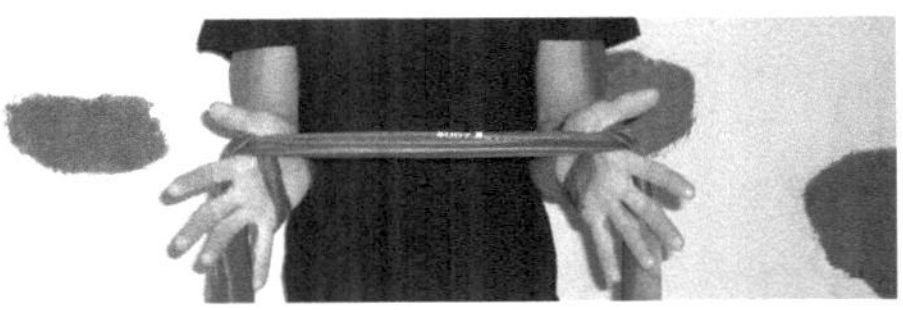

Wickeln Sie das Band im Zweifelsfall lieber doppelt als einfach. Das gilt insbesondere für ganz neue und noch nicht oft benutzte Bänder. Diese sind mit einem Puder behandelt, weshalb das Band am Anfang sehr glatt und rutschig ist. Die Griffigkeit kommt erst mit der Zeit, wenn sich das Pulver abgenutzt hat.

Prüfen Sie jetzt, ob das Band stabil fixiert ist und Sie eine Zugwirkung ausüben können, ohne dass das Band wegrutscht.

Jetzt können Sie mit den Übungen beginnen ohne die Fingerbeuger beim Greifen zu blockieren.

Tipp für Bodybuilder: Das Training der Schulterstrecker, also der gesamten Deltamuskeln, lässt sich mit einem Theraband und einer solchen Spezialwickelung ebenfalls effektiver gestalten, als mit den klassischen Varianten des Hanteldrückens oder Seithebens, mit einer Kurzhantel oder einem Kabelzug.

Alle Übungen, bei denen die Finger eine Greifbewegung machen, sind diese in maximaler Beugung, was bewirkt, dass der Anfang der Streckerkette blockiert wird. Dadurch geht bereits ein Teil des Trainingsimpulses für die Strecker verloren, den wir dann durch ein höheres Trainingsgewicht ausgleichen müssen. Deshalb eignen sich elastische Widerstandsbänder mit unserer Spezialwickelung, bei der die Anfangsglieder der Streckerkette, nämlich die Finger, bereits maximal gestreckt sind auch exzellent zum Muskelaufbau der Deltamuskeln.

Aufgepasst:
Für einige Übungen wie z. B. die Dekontrahierung der Fußbeuger müssen Sie das Theraband an einer äußeren Halterung befestigen. Wir empfehlen für solche Zwecke eine Schlaufe aus einem Stück Seil, das weich genug ist, damit das Band dadurch nicht beschädigt wird.

Diese Schlaufe können Sie dann an einem Pfosten oder einer Stange anbringen. Gut geeignet sind z. B. Treppen- und Balkongeländer, Baumstämme, Zaunpfosten oder der Fuß eines schweren Kleiderschkranks (siehe Beispielsfoto unten). Die Befestigung per Schlaufe hat den Vorteil, dass Ihr Theraband nicht direkt in Kontakt kommt mit unebenen und eventuell kantigen Gegenständen, wodurch das gespannte Theraband sonst zerreißen könnte.

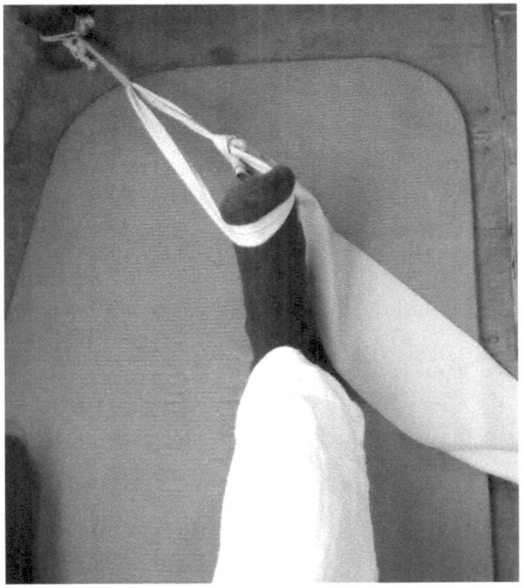

Und auch die Dekontrahierung der inneren Beinmuskeln und der Außenrotatoren der Hüftgelenke erfordert eine besondere Wickelung. Diese wird bei den entsprechenden Übungen ausführlich erläutert.

Kapitel 5: Die Dekontrahierungsübungen in ihrer Anwendung

I. Übungen zur Dekontrahierung der Finger-, Hand-, Arm- und Schulterbeuger

Die zur Verkürzung neigenden Muskeln der oberen Extremitäten bestehen aus den Beugemuskeln und Innenrotatoren der Finger-, Hand-, Arm- und Schultergelenke. Sie kommen bei allen Tätigkeiten und Aktivitäten zum Einsatz, bei denen wir mit den Händen nach etwas greifen und festhalten, zum Körper hinziehen, halten und klammern. Auch durch Bewegungen, bei denen der Körper zu einem äußeren Fixpunkt hingezogen und dort gehalten wird, wie z. B. bei einem Klimmzug und beim Klettern, werden die Muskeln der Beugerkette beansprucht.

Die Übungen zur Dekontrahierung der Beuger und Innenrotatoren der oberen Extremitäten lassen sich als weiterführende Bewegungen verstehen. Das bedeutet, dass jede Übung dort beginnt, wo die vorherige endet. Die Bewegungsamplitude der Vorübung wird in der Folgeübung weitergeführt, so dass wir durch die Befreiung der einzelnen Kettenglieder eine immer größere Gesamtbewegungsamplitude der ganzen Kette ermöglichen.

Wir beginnen mit der Befreiung des kleinsten Kettenglieds dieser Kette, den Fingerbeugern, und arbeiten uns mit den folgenden Bewegungen immer weiter vor, bis schließlich alle Muskelgruppen dekontrahiert sind.

Sobald wir diese Verkürzung aufgelöst und den Weg für die Strecker der Fingergelenke frei gemacht haben, gehen wir von dort direkt zur nächsten Muskelgruppe über. Die Folgeübung für die Innenrotatoren der Unterarme beginnt praktisch dort, wo der Bewegungsablauf der vorherigen Übung endet. Wir befreien so den Bewegungsspielraum der gesamten Streckerkette des Schultergürtels, indem wir die einzelnen Kettenglieder der Beugerkette der Reihe nach dekontrahieren.

1. Die Dekontrahierung der oberen Extremitäten ohne Widerstandsband

Damit auch diejenigen unter Ihnen direkt anfangen können, die noch kein Theraband zur Verfügung haben, habe ich eine Reihe von Übungen zur Dekontrahierung der oberen Extremitäten ohne Widerstandsband zusammengestellt, die fließend von einer Position in die folgende übergehen. Die einzelnen Positionen werden einige Sekunden gehalten und wechseln dann als sogenannte „weiterführende Bewegung“ in die nächste Position. So entsteht eine Dekontrahierungsserie, die nur wenige Minuten dauert und die Finger, Arme und Schultern intensiv bearbeitet.

Selbstverständlich können Sie diese Serie auch ergänzend zu den Übungen mit Widerstandsband ausführen oder, falls der Widerstand eines zusätzlichen Bandes zu hoch erscheint, die Übungen ohne Band als Vorbereitung betrachten.

Ausgangsposition

Nehmen Sie Ihre natürliche Standposition ein und verlängern Sie aktiv Ihre Wirbelsäule, indem Sie das Becken aufrichten, den Scheitel zur Decke schieben und das Kinn zum Körper ziehen.

Bringen Sie beide Oberarme seitlich eng zum Rumpf und beugen Sie beide Ellenbogengelenke so, dass sich Ihre Unterarme und Hände vor dem Körper befinden. Die Handflächen zeigen nach vorne, die Fingerspitzen nach außen.

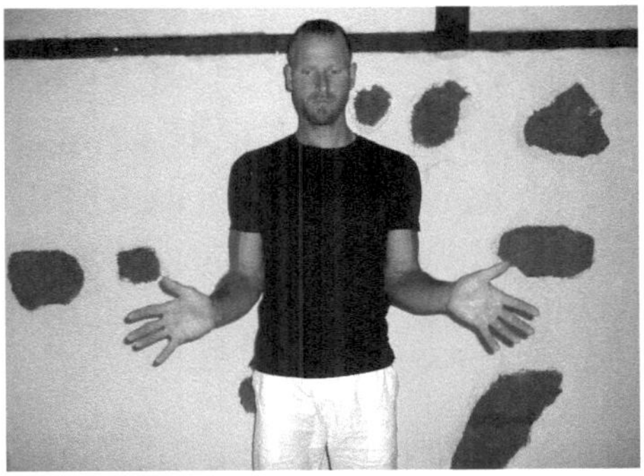

Schieben Sie jetzt beide Ellenbogen nach unten und den Scheitel als Gegenpol noch etwas mehr zur Decke. Dadurch dekontrahieren Sie Anteile der Nacken- und Schultermuskeln, die Beuger der Brustwirbelsäule und die Strecker der Halswirbelsäule.

Als nächstes spreizen Sie die Finger beider Hände lang gestreckt so weit wie möglich vom Mittelpunkt Ihrer Handflächen ab. Ziehen Sie dabei ganz bewusst auch die Fingerspitzen von Daumen, kleinem Finger und Mittelfinger weit auseinander. Dadurch dekontrahieren Sie die Fingerbeuger.

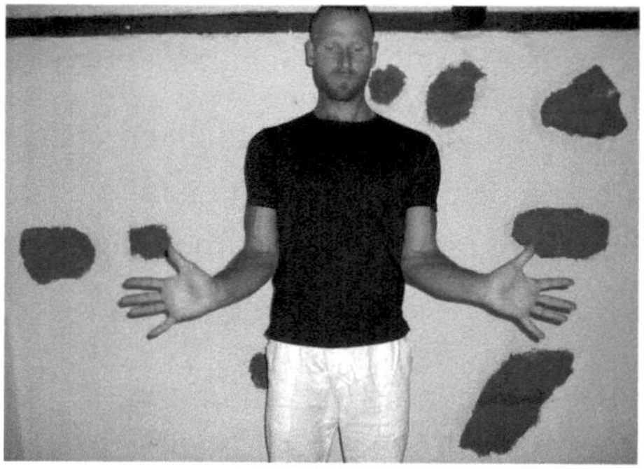

Drehen Sie jetzt zusätzlich beide Handteller soweit wie möglich nach außen, so dass beide Daumen nach außen und die übrigen Fingerspitzen nach unten zeigen. Verstärken Sie die Wirkung, indem Sie nochmals die Streckung aller Finger überprüfen und intensivieren. Das führt zu einer zusätzlichen Dekontrahierung der Innenrotatoren der Unterarme.

Weiterführend aktivieren Sie nun die Strecker beider Handgelenke, indem Sie beide Hände nach hinten klappen, so dass es zu einer Öffnung der Handgelenke in einen Winkel von ungefähr 90° kommt. Sie ziehen dazu beide Handrücken nach hinten, so dass es zu einer intensiven Muskelanspannung in den Muskeln an der Rückseite der Unterarme kommt. Dadurch dekontrahieren Sie die Beuger der Handgelenke.

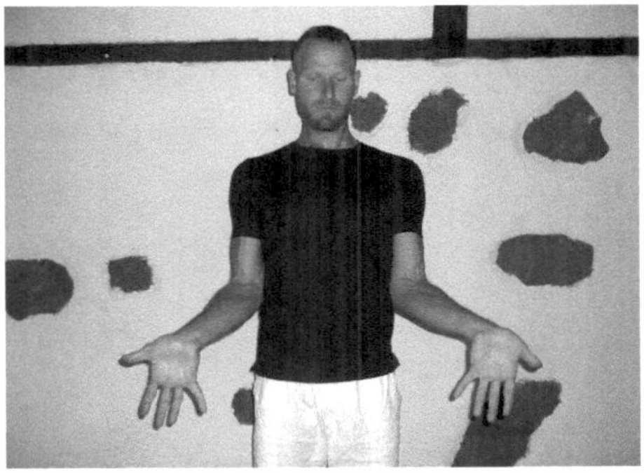

Behalten Sie die Positionen von Ellenbogen, Hand- und Fingergelenken bei, auch beide Oberarme liegen immer noch eng seitlich am Rumpf an: Drehen Sie nun beide Oberarme aus den Schultergelenken nach außen, wie wenn Sie mit den Handballen zwei Schiebetüren vor den Körper auseinander schieben wollen. Währenddessen sind beide Ellenbogen weiterhin nach unten zum Boden und der Scheitel nach oben gezogen, die Oberarme behalten den Kontakt zum Rumpf. So dekontrahieren Sie die Innenrotatoren der Schultergelenke.

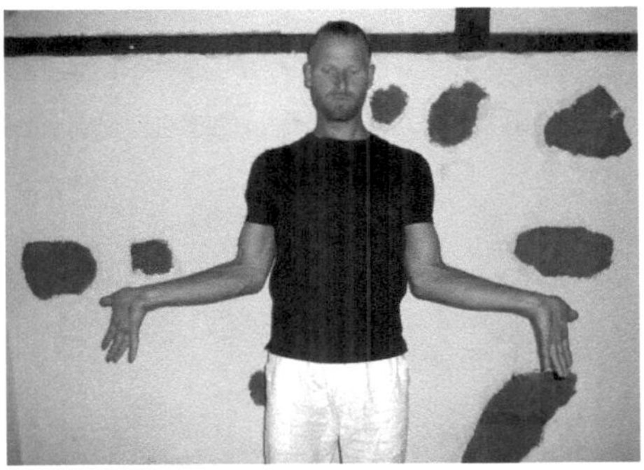

Heben Sie nun beide Ellenbogen senkrecht nach oben an, während Arme, Hände und Finger in derselben Position wie bisher bleiben. Die Ellenbogen ziehen am höchsten Punkt der Bewegung nach außen, weg von der Körpermitte. Ein Dehnungsgefühl in den vorderen Schultermuskeln und in der Brustmuskulatur sollte dadurch entstehen. Auf diese Weise dekontrahieren Sie diese Muskelgruppen.

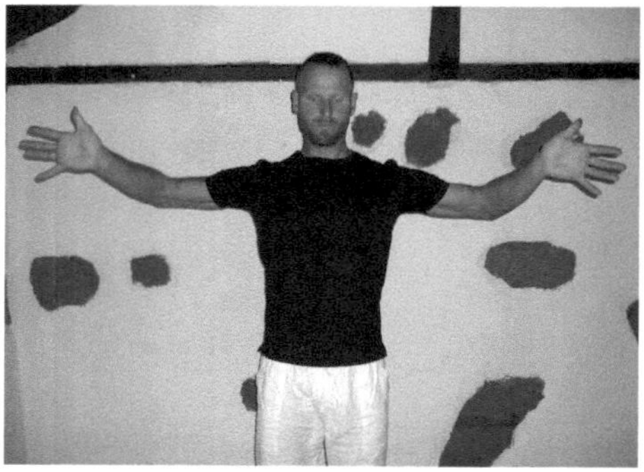

Nun schieben Sie beide Handflächen nach außen (auf Schulterhöhe) und verstärken dadurch die Dekontrahierung aller bisher bearbeiteten Muskelgruppen. In der Endposition spreizen Sie nochmals bewusst alle Fingerspitzen weit weg vom Handmittelpunkt. Das Kinn ziehen Sie als Gegenpol zu den vorderen Schultergürtelmuskeln verstärkt zum Körper hin.

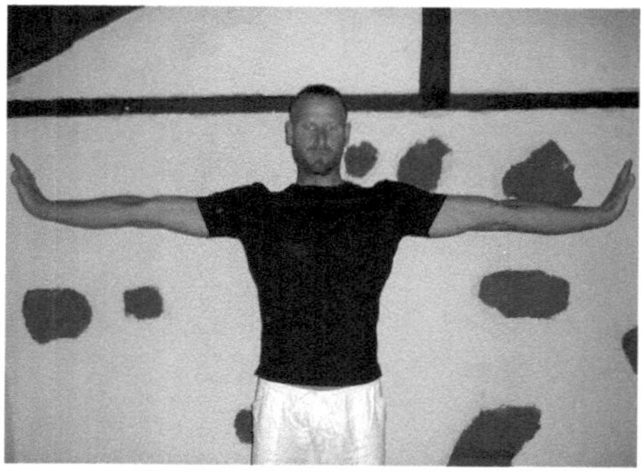

Ziehen Sie zusätzlich die beiden gestreckten Arme nach hinten und verstärken so die Streckung der Körpervorderseite.

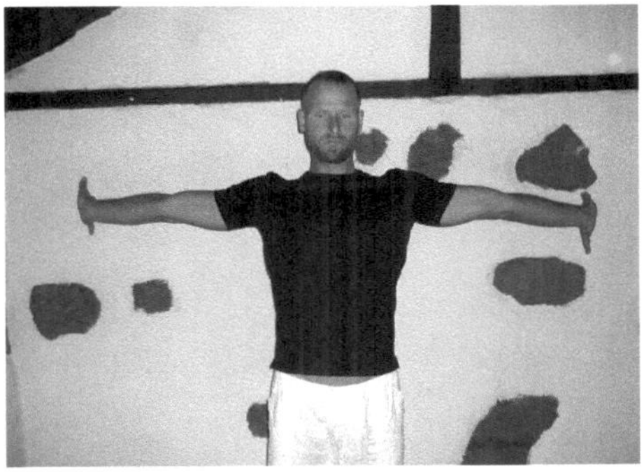

Die Arme und Finger bleiben lang gestreckt: Der rechte Arm zieht nach unten, so dass er sich seitlich am Rumpf befindet. Die Handfläche „schiebt" senkrecht nach unten. Gleichzeitig zieht der linke Arm nach oben seitlich neben den Kopf (Die Schulter bleibt dennoch tief nach unten gezogen). Die obere Handfläche zieht senkrecht nach oben zur Decke. Dadurch dekontrahieren Sie die breiten Rückenmuskeln (=Schulterbeuger/Adduktoren/Innenrotatoren).

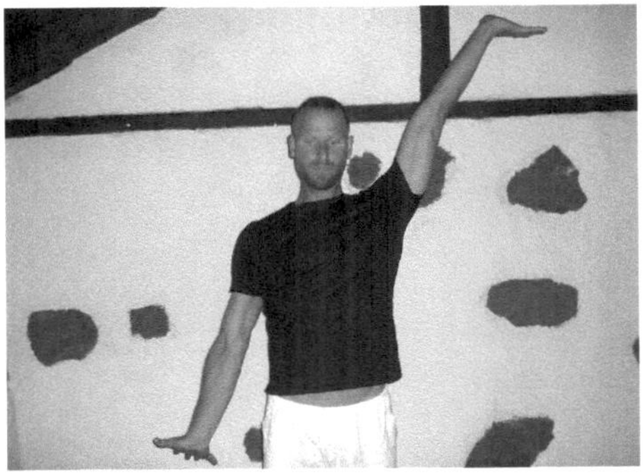

Kehren Sie, nachdem Sie die vorherige Position einige Sekunden gehalten haben, zur folgenden Position zurück:

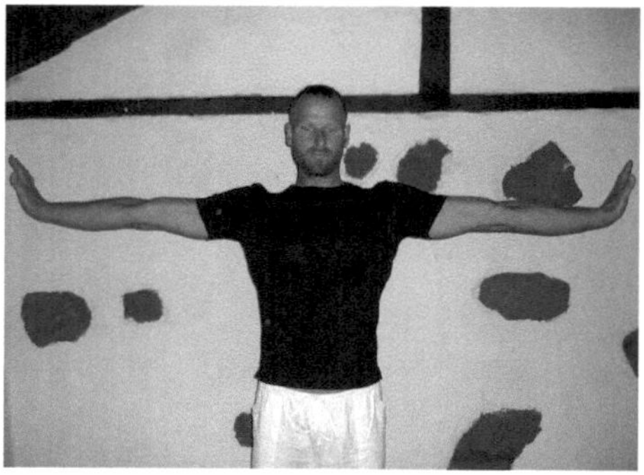

und wechseln dann die Richtungen beider Arme: Der rechte Arm zieht lang gestreckt nach oben und der linke nach unten. Beide Handflächen schieben in die jeweilige Richtung, die Schultern bleiben dennoch beide weit nach unten gezogen, weit weg vom Scheitel, der nach oben zur Decke gestreckt ist.

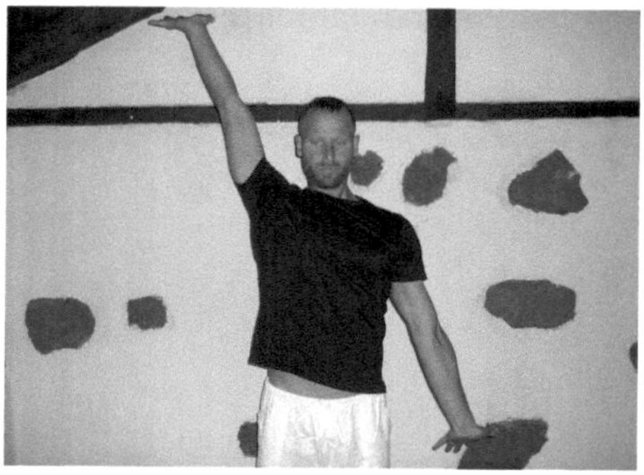

Zum Abschluss bringen Sie den rechten Arm auch nach unten, so dass beide Handflächen nach unten ziehen. Der Scheitel zieht als Gegenpol zur Decke, das Kinn ist zum Körper hingezogen.

2. Übungsserie zur Dekontrahierung der oberen Extremitäten mit Widerstandsband

Übung 1: Dekontrahieren von Daumenballen und Fingerbeuger

Wir beginnen mit den kleinsten Muskelgruppen der oberen Extremitäten: Mit den Beugern unserer Finger, insbesondere mit den Beugern der Daumengrundgelenke. Die Daumenbeuger sind die stärksten aller Fingerbeugemuskeln und können alle nachfolgenden Kettenglieder unter Spannung setzen. Oft zieht sich die erhöhte Spannung der Daumenbeuger durch die ganze Kette hin, bis zu den Schulter- und Nackenmuskeln.

Es geschieht nicht selten, dass allein durch die Befreiung der Daumenbeuger und die damit einhergehende Kräftigung der Daumenstrecker auch Spannungen in den folgenden Kettengliedern aufgelöst werden können. Umgekehrt ist es ebenso häufig der Fall, dass sich z. B. die Schulterbeuger erst dann befreien lassen, wenn die Daumenbeuger dekontrtahiert und die Antagonisten gekräftigt wurden. Viele Schulter- und Nackenprobleme haben ihre alleinige Ursache in muskulären Dysbalancen der Fingermuskulatur.

Übungsausführung

1. Wenden Sie die oben beschriebene Spezial-Wickelung an und bringen Sie dann die Grundgelenke Ihrer Daumen mit direktem Kontakt unter den straff gespannten Teil des Therabandes, der sich zwischen beiden Händen befindet. Die Daumengrundgelenke sind jetzt praktisch von diesem Teil des Bandes bedeckt.

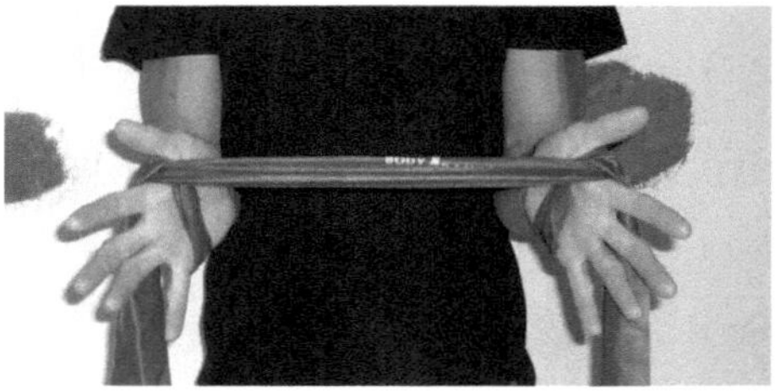

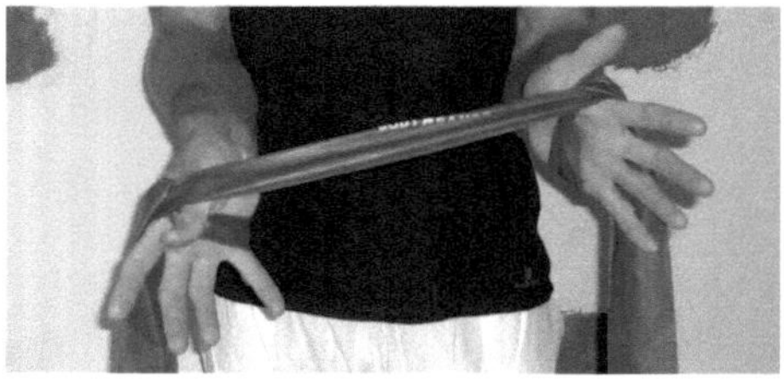

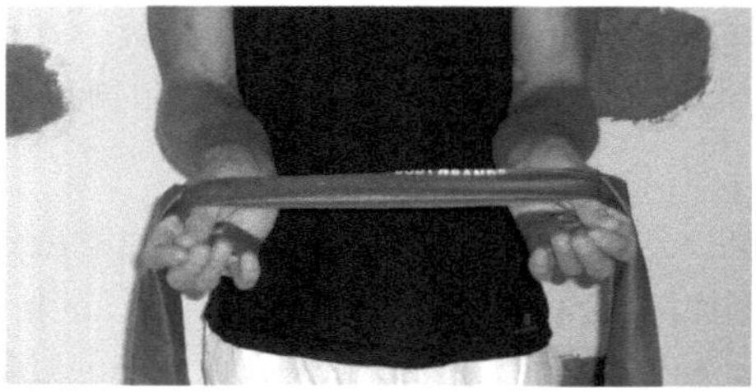

2. Jetzt ziehen Sie den Widerstand des straff gespannten Therabandes auseinander, indem Sie Daumengrundgelenke strecken. Sie spreizen alle Finger lang und machen Ihre Handflächen so groß und weit wie möglich. Sie öffnen beide Handflächen und strecken die Finger praktisch entgegengesetzt des Widerstandes von Theraband und Fingerbeuger.

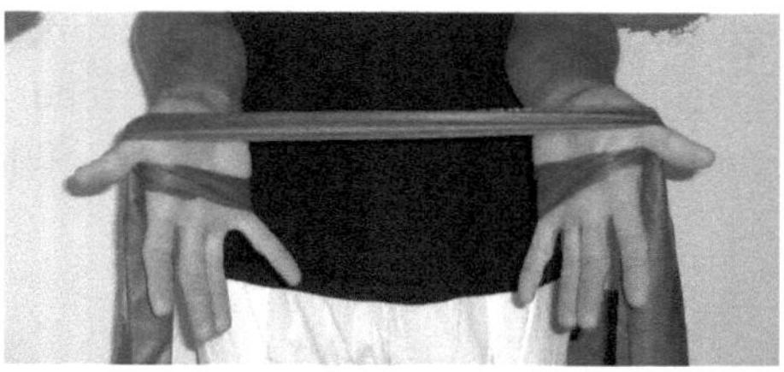

3. Halten Sie die weit auseinander gespannte Position der Daumenballen und der gesamten Handflächen einige Sekunden und vergleichen Sie die Positionen beider Daumengrundgelenke.
4. Falls es hier zu einem „Knick" oder „Hügel" kommt, dann ist das ein sicheres Zeichen dafür, dass dieses Grundgelenk sich noch nicht ganz strecken lässt, was auf eine Dauerkontraktur des jeweiligen Daumenballens hinweist.
5. Arbeiten Sie mit langsamen und bewusst ausgeführten Wiederholungen und versuchen Sie mit jeder weiteren Wiederholung den Bewegungsspielraum der Daumengrundgelenke in die maximale Streckung immer mehr zu erweitern.
6. Machen Sie so viele Wiederholungen und Durchgänge, bis Sie eine deutliche Veränderung in Ihrer Bewegungsführung wahrnehmen. Je mehr Sie die Daumenballen befreien, desto leichter und besser lässt sich die Streckbewegung ausführen.

Wissenswertes über den Daumenballen:

Der Daumen gehört zu unseren wichtigsten Fingern, da wir ohne ihn die Hand nicht annähernd optimal einsetzen können. Greifen ist ohne den Daumen nicht möglich, da er den Gegenspieler zu allen anderen Fingern bildet. Der Daumenbeuger ist ein relativ kräftiger Beugemuskel, der bei erhöhter Spannung einen direkten Einfluss auf die gesamte Beugekette der oberen Extremität ausübt.

Der Daumenballen neigt bei allen Arbeiten mit den Händen, insbesondere bei allem, was eine hohe Griffkraft und festes Zupacken erfordert, zu Dauerkontrakturen. Er bildet zusammen mit den übrigen Fingerbeugern den Anfang der beugenden Muskelkette des Schultergürtels. Wenn der Daumenballen zu viel Spannung entwickelt und sich mit der Zeit verkürzt, dann erhöht sich auch automatisch der Zug innerhalb der gesamten Beugekette.

Sie erkennen, ob bereits eine Verkürzung Ihrer Daumenballen vorliegt, wenn Sie bei vollständiger Streckung der Daumen im Daumengrundgelenk keine gerade Linie (an der Hinterseite der Daumen auf der Handaußenseite) vorfinden, sondern das Gelenk dominant nach außen ragt.

Die erhöhte Spannung überträgt sich vom Daumenballen auf alle übrigen Glieder der Muskelkette: **Handgelenkbeuger → Innenrotatoren des Unterarms → Ellenbogenbeuger → Innenrotatoren des Oberarms → Schultergelenkbeuger → Nacken- und Halsmuskulatur.**

Von hier aus wirkt sich die erhöhte Muskelspannung auf die gesamte Wirbelsäule streckende Muskulatur aus, die von der Halswirbelsäule bis zum Becken hinab verläuft und auch dort Beschwerden verursachen kann. Viele Probleme des unteren Rückens nehmen ihren Ursprung in einem dauerhaft kontrahierten und verkürzten Daumenballen.

Auch gravierendere Schäden wie Bandscheibenvorfälle sind oft mittel- und langfristige Folgen eines dauerhaft kontrahieren Daumenballens.

Die Verkürzung der Daumenbeuger wird begünstigt durch:

- Handarbeiten wie Nähen, Stricken, Häkeln usw.
- intensives Schreiben von Hand
- handwerkliche Tätigkeiten, die hohe Griffkraft erfordern z. B. Schrauben, Sägen usw.
- Frei- und Sportklettern
- Arbeit mit der Maus am PC
- alles, was intensives Greifen und Halten erfordert, wie Gewichtheben und Ringen, Rudern, Turnen, Krafttraining für Griffkraft und Armbeuger
- Friseure/innen leiden ebenfalls sehr oft an einseitigen Dauerkontrakturen

Symptome

Sie können auf den ersten Blick feststellen, ob der Daumenballen zu viel Spannung hat, wenn die Linie an der Rückseite des Daumens, bei gestreckter Hand am Daumengrundgelenk einen Knick macht. Des Weiteren verraten schmerzhafte Druckpunkte auf dem Daumenballen, ob er kontrahiert ist.

Ein ständig verkürzter Daumenballen kann folgende Symptome hervorrufen:

- Schmerzen in der Hand und im Unterarm
- Kraftlosigkeit der betroffenen Hand
- Karpaltunnelsyndrom
- Beschwerden im Handgelenk, Ellenbogengelenk, Schultergelenk
- Nackenschmerzen, Verspannungen der Nackenmuskulatur, zusammen- oder hochgezogene Schultern
- Kopfschmerzen, Schwindel, Gleichgewichtsstörungen und Spannungskopfschmerzen
- nächtliches Zähneknirschen und Zahnreihenverschiebung, veränderter Biss
- Wirbelsäulenschmerzen, vor allem auch im unteren Rücken
- Probleme mit den Bandscheiben bis hin zu Bandscheibenvorfällen und den entsprechenden Symptomen
- Hohlkreuzhaltung, Beckenschiefstand, Beckenverdrehung
- Probleme mit den Hüft- ,Knie- und Fußgelenken
- verändertes Gangbild

All das kann einzig und alleine von einem verkürzten und dauerhaft kontrahierten Daumenballen herrühren. Viele Symptome stellen sich erst mit den Jahren ein, einige nach wenigen Tagen. Bei Unklarheit über solche oder ähnliche Beschwerden kann eine Untersuchung und Dekontrahierung des Daumenballens innerhalb von wenigen Minuten Linderung bis hin zu völliger Schmerzfreiheit und der Wiederherstellung der vollkommenen Bewegungs- und Funktionsfähigkeit bedeuten.

Übung 2: Die Dekontrahierung der Innenrotatoren der Unterarme

Gehen Sie direkt nach Übung 1 zu Übung 2 über. Dazu benötigen Sie die selbe Wickelung und auch denselben Handabstand. Die Oberarme sind eng am Rumpf angelegt, die Ellenbogengelenke ungefähr 90° angewinkelt und die Unterarme befinden sich parallel vor dem Körper.

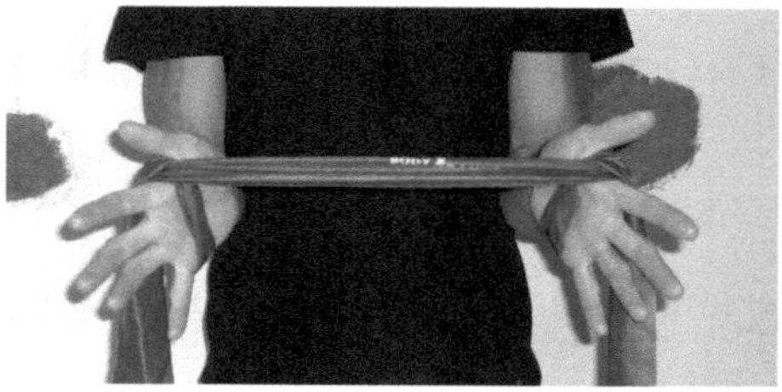

Übungsausführung

1. Bringen Sie beiden Hände soweit auseinander, dass sich das Theraband in einer leichten Vorspannung befindet. Die Handflächen zeigen zu Beginn der Übung zum Boden, die Daumen sind nach innen zueinander gedreht.

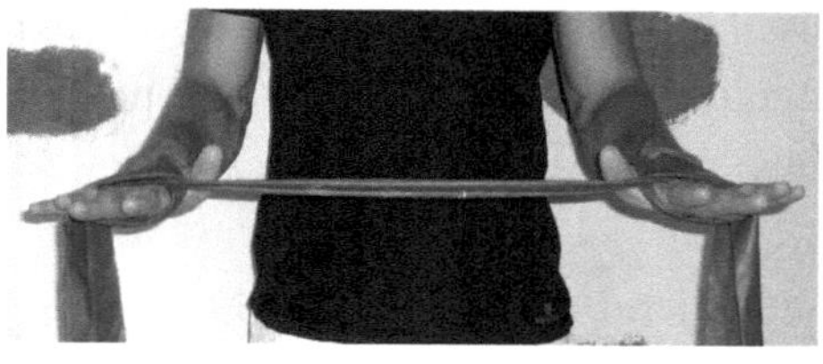

2. Drehen Sie nun die Längsachse Ihrer Unterarme und Hände gegen den Widerstand des Therabandes nach außen. Die anfangs zum Boden zeigen-

den Handflächen drehen sich nun so, dass diese in der Endposition nach oben zeigen, die Daumen zeigen in der Endposition nach außen, vom Körper weg, die kleinen Finger zeigen nun zur Körpermitte.

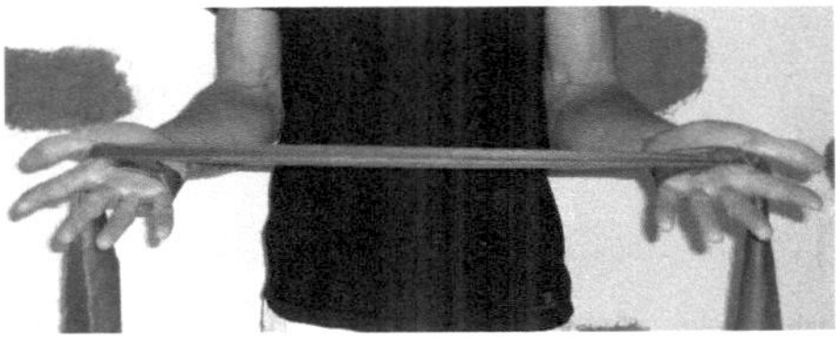

3. Hier sehen Sie ganz klar, ob sich beide Unterarme gleich weit nach außen drehen lassen und bekommen damit einen diagnostischen Einblick darüber, auf welcher Seite die Pronatoren (die Muskeln, die den Unterarm nach innen drehen) stärker kontrahiert sind.
4. Versuchen Sie über mehrere Wiederholungen, mit einigen Sekunden Haltearbeit in der Endposition, beide Unterarme gleich weit nach außen zu drehen. Dabei bleiben die Oberarme eng am Körper und auch der Abstand der parallel ausgerichteten Unterarme verändert sich nicht, es geht lediglich darum, dass die Längsachsen der Unterarme nach außen rotieren.
5. Arbeiten Sie immer auf Gleichmäßigkeit und Symmetrie beider Körperseiten hin und üben Sie die Seite, die noch nicht so weit geht öfter.
6. **Tipp**: Wenn Sie beide Pronatoren befreit haben, können Sie den Daumenballen noch zusätzlich in die Außendrehung mit einbeziehen: Schieben Sie beide Daumengrundgelenke unter den straff gespannten Teil des Therabandes, der zwischen beiden Händen gespannt ist. (Wie bei Übung Nr. 1)

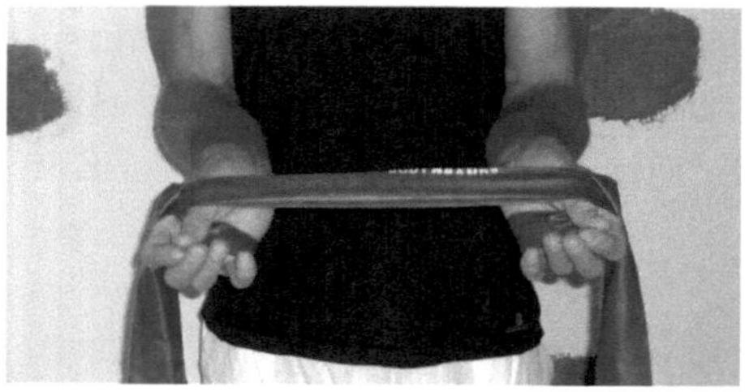

7. Jetzt führen Sie dieselbe Drehung nach außen durch wie vorher, allerdings mit dem Unterschied, dass jetzt beide Daumengrundgelenke in Kontakt mit dem Band sind und in die Übung integriert werden.

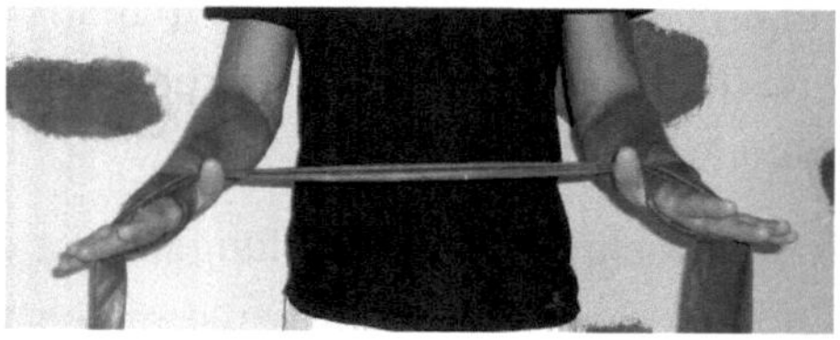

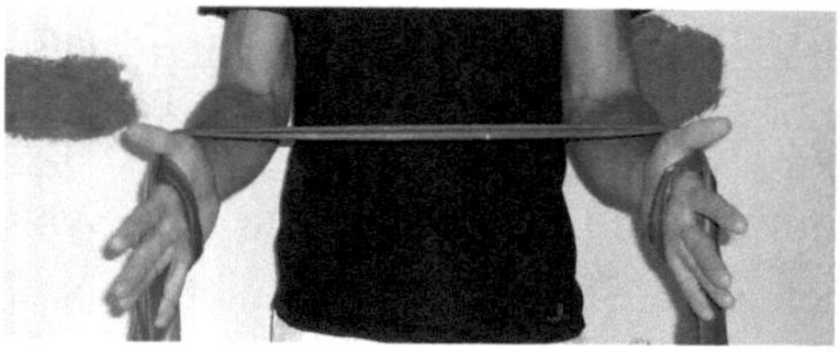

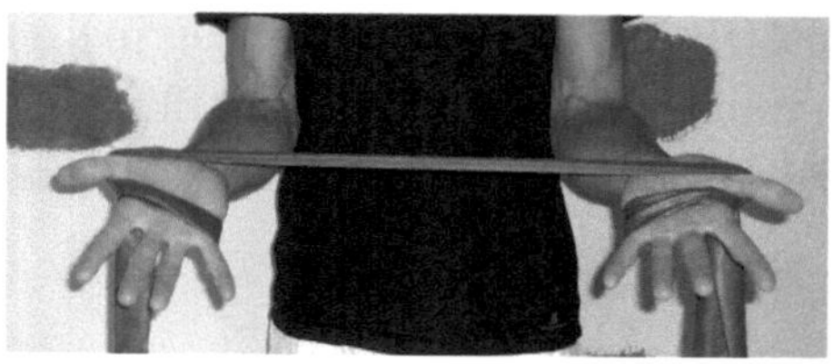

Auch diese Bewegung gelingt immer besser und verläuft immer leichter, je mehr Spannung Sie aus den dauerhaft kontrahierten Pronatoren in die Gegenspieler, die Supinatoren übertragen.

Wissenswertes über die Innenrotatoren des Unterarms:

Auch die Muskeln, die unseren Unterarm nach innen drehen (so dass der Daumen zur Körpermitte hin zeigt), neigen zur Dauerkontraktur und Verkürzung. Sie hängen sowohl mit dem Daumenballen als auch mit den Beugern der Hand und des Ellenbogengelenkes zusammen und wirken über die gesamte Muskelkette ebenfalls auf die Beuger des Schultergelenkes und die Nacken- und Halsmuskulatur. Die Innenrotatoren sind auch beim Karpaltunnelsyndrom und bei der Entstehung des „Tennisellenbogens" mitbeteiligt.

Die Verkürzung der Pronatoren wird begünstigt durch:

- Handarbeiten wie Nähen, Stricken, Häkeln usw.
- intensives Schreiben von Hand
- handwerkliche Tätigkeiten, die hohe Griffkraft erfordern und drehende Bewegungen beinhalten, wie z. B. Klemptner- und Metallbautätigkeiten, Schrauben, Sägen usw.
- Friseure/innen leiden ebenfalls sehr oft an einseitigen Dauerkontrakturen
- Frei- und Sportklettern
- Arbeit mit der Maus am PC
- alles, was intensives Greifen und Halten erfordert, wie Ringen, Judo, Rudern, Turnen, Gewichtheben, Krafttraining für die Arme

Symptome

- mangelnde Griffkraft
- Ellenbogenschmerzen und Tennisellenbogen
- Karpaltunnelsyndrom
- Muskel- und Kraftverlust der Schulterstrecker und Außenrotatoren, besonders der seitlichen und hinteren Deltamuskeln
- eingeschränkte Streckung von Ellenbogen- und Schultergelenk

- Schulterschmerzen, Anheben des Armes eingeschränkt
- Nackenprobleme, Schiefhals und Spannungskopfschmerzen
- erhöhte Spannung der Kiefermuskulatur inklusive nächtlichem Zähneknirschen
- kann die gesamte Wirbelsäule blockieren und Probleme im oberen und mittleren Rücken und der Lendenwirbelsäule verursachen (z. B. Hohlkreuz, Bandscheibenschäden usw.)

Übung 3: Die Dekontrahierung der Handgelenkbeuger

Nach Übung 2 gehen Sie über zu Übung 3. Auch hier bleibt die Armposition und der Abstand der Hände inklusive Wicklung und Spannung des Therabandes gleich wie bei Übung 1+2.

Übungsausführung

1. Bringen Sie das Band in eine leichte Vorspannung. Die im Ellenbogen angewinkelten Unterarme und gerade ausgestreckte Handflächen bilden eine Linie und befinden sich in parallelem Abstand vor dem Körper. Die Handinnenflächen zeigen zu Beginn der Übung zueinander.

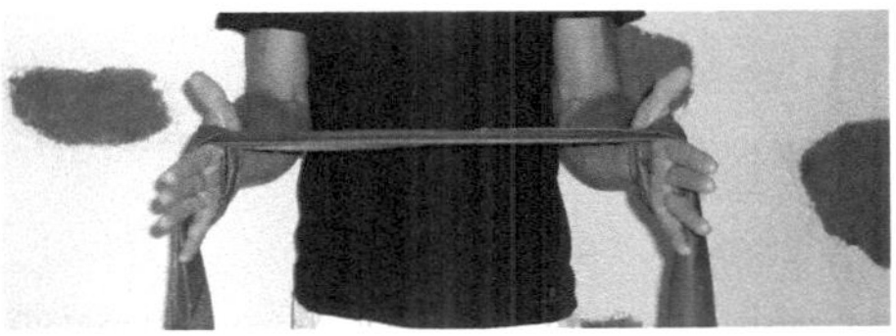

2. Jetzt ziehen Sie das vorgespannte Theraband auseinander, indem Sie beide Hände aus dem Handgelenk nach außen klappen. Dabei verändern sich weder die eng an den Körperflanken positionierten Oberarme noch die parallel ausgerichteten Unterarme und Handgelenke. Sie bewegen lediglich die Hände, die in der Endposition nach vorne zeigen.

   Dabei kommt es zu einem intensiven Trainingsreiz für die Muskeln auf der Rückseite der Unterarme, die hinteren Schultermuskeln und die Muskulatur des obere Rückens im Bereich der Schulterblätter.

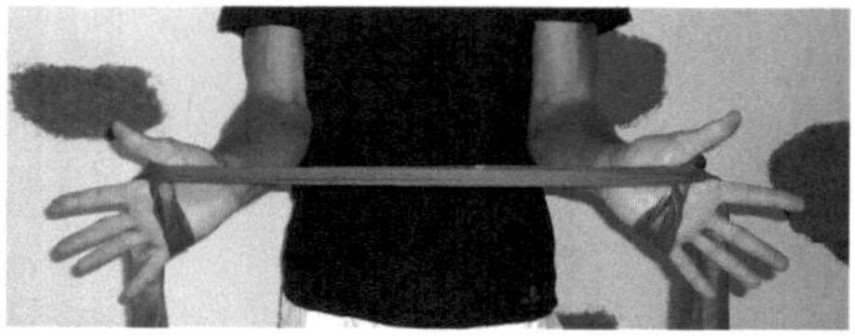

3. Achten Sie auch hier auf eine gleichmäßige Bewegungsausführung und versuchen Sie den Bewegungsspielraum beider Handgelenke gleichmäßig zu erweitern.
4. Auch hier ist es sinnvoll in der Endposition wenige Sekunden zu halten oder kleine „Mini-Teilwiederholungen“ im Endbereich zu absolvieren.
5. Achten Sie einmal darauf, in welchen Bereichen der Muskelkette Sie die Bewegungen am meisten spüren: das sind dann vermutlich die Schwachpunkte in dieser Bewegung, die nach und nach „auftrainiert“ werden. Sobald ein Schwachpunkt behoben wird, zeigt sich meistens direkt der nächst schwächere Teil der Muskelkette. So können Sie nach und nach alle Schwächen zu Stärken umwandeln, denn jede Kette ist immer nur so stabil, wie ihr schwächstes Glied!

Tipp: Die Dekontrahierung der Handgelenkbeuger ist gleichzeitig auch eine der besten Muskelaufbauübungen für die hinteren Deltas/Schultermuskeln und die gesamten Außenrotatoren der Schultergelenke. Das rührt vermutlich daher, weil dauerhaft kontrahierte Handgelenkbeuger die gesamte Streckerkette blockieren, wobei die größte Schwäche im Bereich der hinteren Deltas und der Schulterblattmuskulatur entsteht. Hier kommt es zu einer Funktionseinschränkung, gefolgt von einem Verlust von Kraft und Muskelmasse.

Gerade im Kraftsport kommt es sehr auf die Griffkraft an, was zu einer Dauerkontraktur der Finger- und Handgelenkbeuger führen kann, die dann wie beschrieben zur „Nichttrainierbarkeit“ der hinteren Schultermuskeln führen kann. Deshalb fällt es vielen Kraftsportlern schwer, diesen Bereich richtig zu trainieren und oft kommt es deshalb zu Problemen mit der Rotatorenmanschette. Mit dieser Übung lässt sich dieser Teufelskreis durchbrechen.

Wissenswertes über die Beuger des Handgelenks:

Alle Anteile der Handgelenkbeuger gehören ebenfalls zur Greif- und Beugerkette und stehen in direktem Zusammenhang mit Daumenballen und Innenrotatoren der Unterarme. Die Symptome, die bei Dauerkontraktionen dieser Muskelkette auftreten, sind deshalb alle sehr ähnlich und können manchmal nur durch das Dekontrahieren aller beteiligten Muskelgruppen der Reihe nach genau zugeordnet werden. Die Handgelenkbeuger verfügen in der Regel über mehr Kraft als Daumenballen und Innenrotatoren und können deshalb größere und direkt spürbare Zugwirkungen auf Schultergürtel und Wirbelsäule ausüben.

Eine erhöhte intramuskuläre Spannung und Dauerkontraktur der Handgelenkbeuger wird begünstigt durch:

- Handarbeiten wie Nähen, Stricken, Häkeln usw.
- intensives Schreiben von Hand
- handwerkliche Tätigkeiten, die hohe Griffkraft erfordern, besonders Maurer-, Schreiner- und Metallbauarbeiten und Holzhacken
- Friseure/innen leiden ebenfalls sehr oft an einseitigen Dauerkontrakturen
- Frei- und Sportklettern, Sportarten die intensives Greifen und Halten erfordern, wie Ringen, Judo, Gewichtheben, Rudern, Geräteturnen, Bizeps- und Unterarmtraining
- Arbeit mit der Maus am PC

Symptome

- eingeschränkte Streckung von Hand-, Ellenbogen- und Schultergelenken
- Abschwächung und Kraftverlust der hinteren und seitlichen Schulter-/Deltamuskulatur
- eingeschränkte Außenrotation des Schultergelenkes
- Anheben des Armes ist schmerzhaft und eingeschränkt

- Nackenprobleme und Spannungskopfschmerzen
- Rundrücken im Bereich der Brustwirbelsäule
- Hohlkreuzhaltung im Bereich der Lendenwirbelsäule
- Beckenverdrehung und Beckenschiefstand
- Probleme von Lendenwirbelsäule und Bandscheiben
- Hüft- und Knieprobleme, verändertes Gangbild

Übung 4: Dekontrahierung der Innenrotatoren der Schultergelenke

Die Innenrotatoren der Schultergelenke neigen durch viele Sportarten, bei denen eine Zugwirkung zum Körper hin zum Einsatz kommt (wie Judo, Ringen, Rudern, Klettern und Schwimmen oder beim Krafttraining durch Übungen wie Latziehen, Rudern und Klimmzüge), dazu sich dauerhaft zu verspannen.

Dadurch werden die Außenrotatoren in ihrer Funktion eingeschränkt, was dort mit der Zeit zum Verlust von Kraft und Muskelsubstanz führt. Dadurch wird die Außenrotation immer mehr erschwert und eine dauerhaft innenrotierte Position der Schultergelenke verstärkt. Das wiederum wirkt sich sehr direkt auf unsere Körperhaltung aus, da sich die natürliche Position des gesamten Schultergürtels verschiebt.

Übungsausführung

1. Für diese Bewegung müssen Sie den Abstand des Therabandes möglicherweise ein klein wenig verlängern. Ansonsten entspricht die Handhaltung zu Beginn der Übung, der Endposition der vorherigen Übung. Die Oberarme befinden sich mit angewinkelten Ellenbogen dicht am Rumpf. Die Unterarme befinden sich parallel vor dem Rumpf, die Handgelenke sind seitlich nach außen gestreckt, so dass die Handflächen nach vorne und die Fingerspitzen seitlich nach außen zeigen. Das Theraband ist, wie bei den vorherigen Übungen leicht vorgespannt.

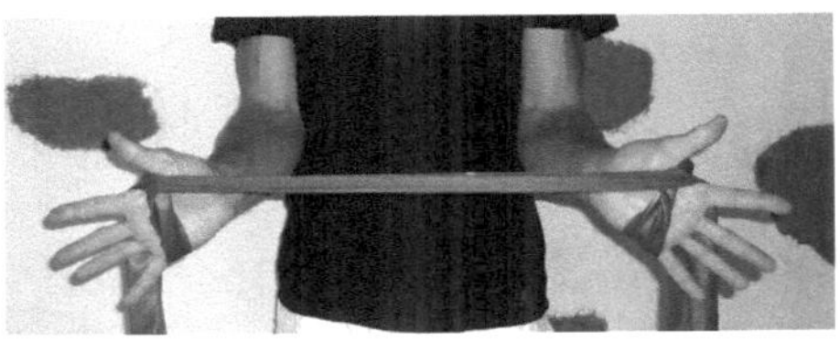

2. Jetzt drehen Sie die Längsachsen beider Oberarme nach außen, trainieren also die Außenrotation der Schultergelenke, indem Sie beiden Handballen gegen den Widerstand des Bandes seitlich nach außen „schieben“.

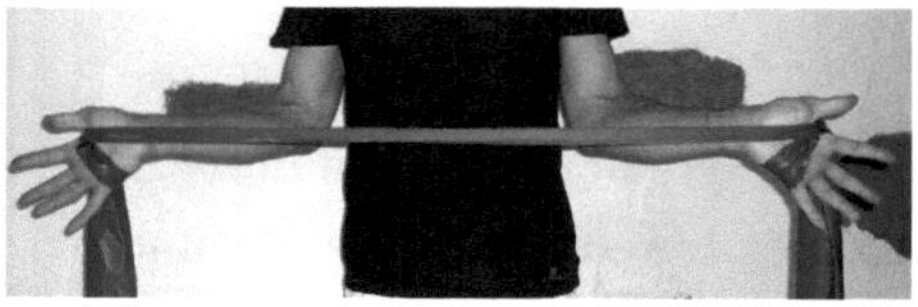

Tipp: Stellen Sie sich während dessen vor, Sie schieben mit den Handballen zwei Schiebetüren vor Ihrem Körper auseinander, in die gleiche Richtung, in die Ihre Fingerspitzen zeigen.

Drehen Sie auf diese Weise die senkrecht am Körper anliegenden Oberarme in den Schultergelenken so weit nach außen, wie möglich und halten Sie die Endposition wieder für einige Sekunden. Wichtig ist, während der Auswärtsdrehung beide Oberarme durchgehend eng an den Körperflanken zu fixieren.

3. Auch hier sehen Sie ganz deutlich, welche Seite mehr Spannung besitzt, da sich diese nicht so weit nach außen drehen lässt. Möglicherweise beträgt der gesamte Bewegungsablauf am Anfang nur wenige Zentimeter.

Die Innenrotatoren gehören zu den hartnäckigsten und am meisten zur Kontraktion und Verkürzung neigenden Muskelgruppen des ganzen Oberkörpers. Deshalb verdienen sie zum einen besondere Aufmerksamkeit und zum anderen auch genügend Geduld. Ich habe einige der stärksten Bankdrücker mit riesigen Brust- und Schultermuskeln bei dieser Übung mit dem blauen Theraband verzweifeln gesehen. Halten Sie durch!

Wissenswertes über die Innenrotatoren des Oberarms:

Ähnlich wie bei den Unterarmen neigen auch die Innenrotatoren der Oberarme zur dauerhaften Kontrahierung und Verkürzung. Im aufrechten Stand, mit seitlich herabhängenden Armen, zeigen die Ellenbogenbeugen und Bizepsbäuche bei erhöhter Spannung nicht mehr gerade nach vorne, sondern zum Rumpf hin.

Die Schultermuskulatur ist sehr empfindlich und verletzungsanfällig. Besonders die sogenannte „Rotatorenmanschette“, die aus der Summe aller Außen- und Innenrotatoren besteht, neigt bei einem muskulären Ungleichgewicht zugunsten der Innenrotatoren schnell zu Verletzungen der Außenrotatoren. Die Außenrotatoren sollten im Vergleich zu den Innenrotatoren im Verhältnis 3:1 trainiert werden. Besonders Kraftübungen wie Bankdrücken, Butterfly und Klimmzüge können leicht zu einer Dauerkontraktur der Innenrotatoren führen.

Die Verkürzung der Oberarminnenrotatoren wird begünstigt durch:

- Handarbeiten wie Nähen, Stricken, Häkeln usw.
- Kraftübungen wie: Banddrücken, Dips, Latzug, Klimmzüge, Rudern, Butterfly, Bizeps- und Trizepstraining
- intensives Schreiben von Hand
- handwerkliche Tätigkeiten, die hohe Griffkraft erfordern und vor dem Körper ausgeführt werden
- Friseure/innen leiden ebenfalls sehr oft an einseitigen Dauerkontrakturen
- Sportarten bei denen Zugbewegungen mit den Armen ausgeführt werden wie Frei- und Sportklettern, Rudern, Schwimmen, Ringen, Judo usw.
- Arbeit mit der Maus am PC
- alles, was intensives Greifen und Halten erfordert

Symptome

- Schmerzen im Schultergelenk und in der Achselhöhle
- Probleme beim Anheben, nach außen drehen und Abspreizen des Oberarmes
- Nackenschmerzen und Spannungskopfschmerz

- Rundrücken im BWS-Bereich mit Schmerzen zwischen den Schulterblättern
- „Herzstechen“ und infarktähnliche Vernichtungsschmerzen
- Hohlkreuz im LWS-Bereich
- Probleme im unteren Rücken und Bandscheibenschäden
- reaktive Verkürzung von Beugern, Adduktoren und Innenrotatoren im Hüftgelenk
- Beckenverdrehung und Beckenschiefstand
- Probleme in Hüft- und Kniegelenke
- verändertes Gangbild

Übung 5: Die Dekontrahierung von Beuger und Adduktoren des Schultergelenks mit dem Schwerpunkt auf der Brustmuskulatur

Die Schulterbeuger- und Adduktoren bestehen aus dem großen und dem kleinen Brustmuskel und dem breiten Rückenmuskel. Sie wirken auch bei der Innenrotation des Schultergelenks mit. Die Schulterbeuger beugen das Schultergelenk, indem sie den angehobenen, abgespreizten und ausgestreckten Oberarm wieder zum Rumpf heranziehen.

Zu ihren Hauptaufgaben gehören alle Tätigkeiten, bei denen Widerstände zum Körper hin gezogen werden. Der breite Rückenmuskel zieht den Oberarm von oben und von vorne zum Rumpf, die Brustmuskulatur bringt den seitlich abgespreizten Oberarm wieder zum Rumpf. Wir dekontrahieren die Schulterbeuger deshalb einmal mit dem Schwerpunkt auf der Brustmuskulatur und ein zweites Mal mit Schwerpunkt auf der breiten Rückenmuskulatur.

Übungsausführung:

1. Diese Bewegung wird im Wechsel mit dem linken und dem rechten Arm ausgeführt und ist wiederum eine weiterführende Bewegung der vorherigen: Schieben Sie wieder die Handballen gegen den Widerstand des Bandes nach außen, wie bei der Vorübung.

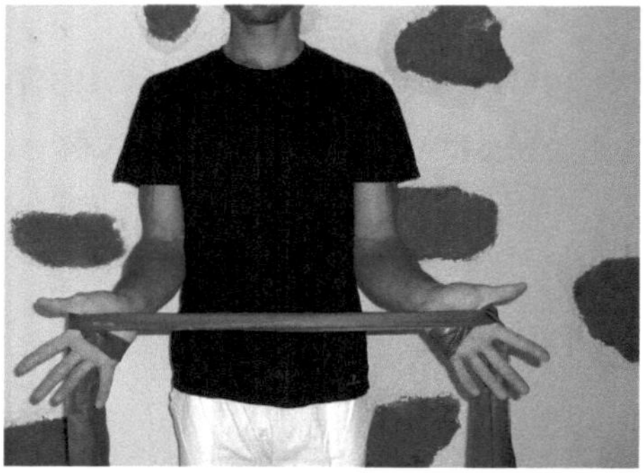

2. Allerdings schiebt bei dieser Übung die eine Hand nach oben neben oder über den Kopf und die andere Hand schiebt gleichzeitig nach unten neben den Oberschenkel. Der obere Arm hat in seiner Endposition in Schulter-,El-lenbogen- und Handgelenk jeweils einen Winkel von ungefähr 90°:

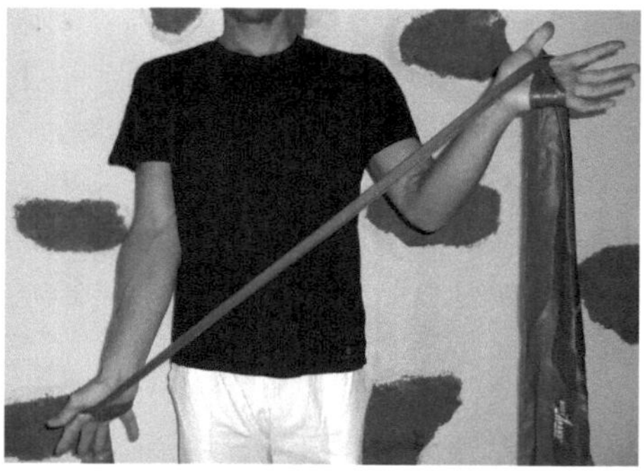

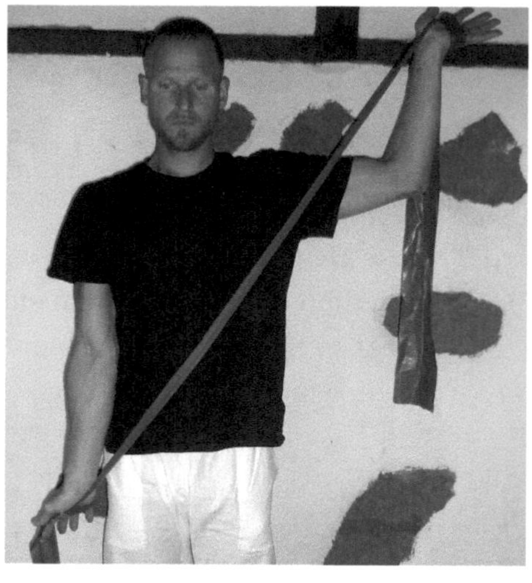

Der Oberarm wird seitlich neben dem Körper auf Schulterhöhe im Schultergelenk 90° vom Rumpf abgespreizt, das Ellenbogengelenk bildet ebenfalls einen Winkel von 90° zwischen dem abgespreizten Oberarm und dem Unterarm (Unterarm zeigt senkrecht nach oben) und das Handgelenk bildet den dritten 90°-Winkel zwischen dem Unterarm und dem Handrücken (Handfläche zeigt senkrecht nach oben).

3. Der zweite Arm zeigt in der Endposition senkrecht nach unten und befindet sich eng am Körper. Das Handgelenk bildet einen Winkel von 90° zwischen dem Unterarm und dem Handrücken (Handfläche zeigt flach zum Boden). → Das Band verläuft in der Endposition diagonal vor dem Körper von der oberen zur unteren Hand in gleicher Weise, wie die Beugerkette auf der Körpervorderseite und die Streckerkette auf der Körperrückseite.
4. Halten Sie diese Position für einige Sekunden und kehren dann mit beiden Armen in die Ausgangsposition zurück.

Wichtig: Die Schulter und das Schulterblatt des oberen Arms werden nicht nach oben angehoben, sondern ganz bewusst tief nach unten gezogen! Beide Schultern sind auf gleicher Höhe, die Strecke zwischen Schultergelenk und Ohr ist maximal weit! Ist dies nicht der Fall und die Schulter wird mit angehoben, verfehlt die Übung ihre Wirkung und es kann zu Verspannungen der Nackenmuskulatur kommen!

5. Wiederholen Sie die Bewegung jetzt genauso für die andere Seite, indem Sie die Bewegungsrichtungen und Positionen beider Arme wechseln.
6. Auch hier sehen und spüren Sie ganz deutlich, falls es Unterschiede zwischen links und rechts gibt. Trainieren Sie die schwächere Seite intensiver, bis eine gleichmäßige Symmetrie entsteht.

Wissenswertes über Beuger und Adduktoren im Schultergelenk:

Die großen Brust- und Rückenmuskeln zählen zu den kräftigsten Muskelgruppen des Schultergelenkes, des Schultergürtels und des gesamten Oberkörpers. Sie gehören zu den Beugern und Innenrotatoren des Schultergelenks und werden bei den meisten Kraftübungen wie Bankdrücken, Klimmzügen und Rudern intensiv trainiert. Die Schulterstrecker, also alle Anteile der Deltoidgruppe, sollte man beim

Muskeltraining im Verhältnis 3:1 im Vergleich zu den Beugern trainieren. Das ist meistens nicht der Fall, wodurch Dauerkontrakturen der Schulterbeuger begünstigt werden.

Die Verkürzung der Schulterbeuger wird begünstigt durch:

- Handarbeiten wie Nähen, Stricken, Häkeln usw.
- Friseure/innen leiden ebenfalls sehr oft an einseitigen Dauerkontrakturen
- Kraftübungen wie Banddrücken, Dips, Latzug, Klimmzüge, Rudern, Butterfly, Bizeps- und Trizepstraining
- intensives Schreiben von Hand
- handwerkliche Tätigkeiten, die hohe Griffkraft erfordern
- Sportarten bei denen Zug- und Druckbewegungen mit den Armen ausgeführt werden wie Frei- und Sportklettern, Rudern, Schwimmen, Ringen, Judo, Boxen, Kugelstoßen, Speerwerfen, Kraftdreikampf, Bodybuilding usw.
- alles, was intensives Greifen und Halten erfordert
- dauerhaft sitzende Position mit angewinkelten Oberarmen wie z. B. Autofahren

Symptome

- Schmerzen im Schultergelenk und im Nacken
- Nackenprobleme und Spannungskopfschmerz
- Einschränkungen, Probleme und Schmerzen beim Anheben und Abspreizen des Oberarmes
- Hyperlordose des Halswirbelsäule und Fehlstellung des Kopfes (zu weit nach vorne gestreckt, Kinn angehoben, Überstreckung Halswirbelsäule)
- dauerhafte Innenrotation des Oberarmes mit eingeschränkter Außenrotation
- Rundrücken im BWS-Bereich mit Schmerzen und erhöhtem Druck im obe-

ren Rücken

- Hohlkreuzhaltung im LWS-Bereich
- Schmerzen und erhöhter Druck im unteren Rücken
- Bandscheibenschäden und entsprechende Symptome und Beschwerden
- eingeschränkte Hüftstreckung und reaktive Verkürzung der Hüftbeuger
- nach vorne geneigtes Becken
- Probleme und Bewegungseinschränkung der Hüft-,Knie- und Fußgelenke
- Verkürzung der hinteren Beinmuskeln und entsprechende Bewegungseinschränkung

Übung 6: Die Dekontrahierung von Beuger und Adduktoren des Schultergelenks mit dem Schwerpunkt auf der Rücken- und Latissimusmuskulatur

Die breiten Rückenmuskeln haben die Aufgabe den Arm von oben und von vorne zur Körpermitte hin zu ziehen. Die Dekontrahierungsbewegung für den breiten Rückenmuskel verläuft dementsprechend entgegengesetzt dieser Bewegungsrichtung: Von der Körpermitte wird der Oberarm im Schultergelenk über den Kopf gestreckt.

Übungsausführung

1. Starten Sie in der gleichen Ausgangsposition, wie in der vorherigen Übung. Auch hier trainieren Sie wieder beide Seiten im Wechsel, indem eine Handfläche senkrecht nach oben schiebt und die andere gleichzeitig senkrecht nach unten zum Boden (wie bei der Vorübung). Allerdings wird der obere Arm weder im Schulter- noch im Ellenbogengelenk im 90°-Winkel gebeugt:

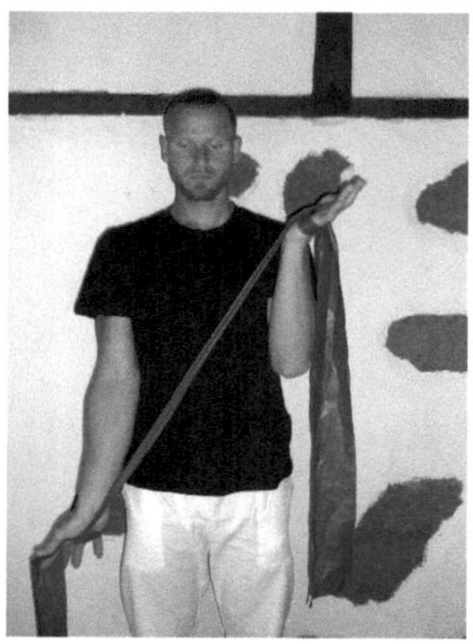

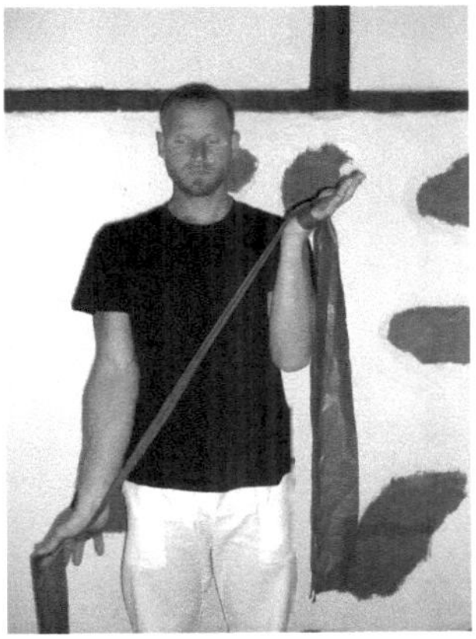

2. Schieben Sie den Handballen der einen Hand über den Kopf, den anderen Handballen lang gestreckt in Richtung Boden, dabei sind beide Arme in der Endpostion jetzt lang gestreckt und befinden sich eng am Körper.

3. Der untere Arm befindet sich wieder in der selben Position, wie bei der Vorübung. Der obere Arm ist in seiner Endposition im Schulter- und Ellenbogengelenk komplett gestreckt.

   Er befindet sich in seiner Endposition eng neben dem Kopf, zeigt senkrecht nach oben und die Handfläche ist zur Decke hin gerichtet (Keine 90°-Beugung in Ellenbogen und Schulter sondern maximale Streckung!).

   Das Theraband verläuft auch hier wieder diagonal vor dem Körper, vom Schultergelenk des angehobenen Armes diagonal zur gegenüberliegenden Hüfte (parallel zu der diagonal verlaufenden Beugerkette auf der Körpervorderseite und der Streckerkette auf der Körperrückseite).

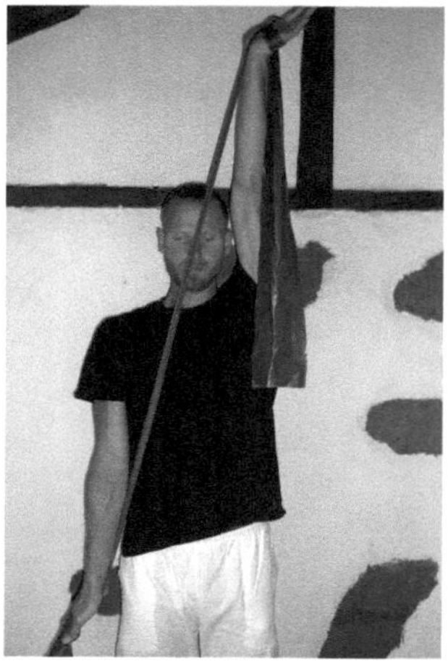

→ Möglicherweise fühlen Sie auf der Seite, bei der der Arm nach oben zeigt eine Streckung in den breiten Rückenmuskeln seitlich des Rumpfes.

Wichtig: Die Schulter und das Schulterblatt des oberen Arms werden nicht nach oben angehoben, sondern ganz bewusst tief nach unten gezogen!

Beide Schultern sind auf gleicher Höhe, die Strecke zwischen Schultergelenk und Ohr ist maximal weit! Ist dies nicht der Fall und die Schulter wird mit angehoben, verfehlt die Übung ihre Wirkung und es kann zu Verspannungen der Nackenmuskulatur kommen!

4. Halten Sie die Endposition einige Sekunden, bevor Sie wieder in die Ausgangsposition zurückkehren und die Handbewegungen wechseln.

Wissenswertes über Beuger und Adduktoren im Schultergelenk finden Sie bei Übung 5.

Übung 7: Die Dekontrahierung der gesamten vorderen Schultergürtelmuskulatur

Bei dieser Übung wollen wir die großen Brustmuskeln und die vorderen Anteile der Deltamuskeln so dekontrahieren, dass ein „Öffnen“ des Brustkorbs und eine Aufrichtung der Brustwirbelsäule stattfindet. Bei den meisten Menschen liegt ein starkes Ungleichgewicht zwischen den Muskeln des vorderen und hinteren Schultergürtels vor, was die Beweglichkeit der Schultergelenke, der Schulterblätter und der Brustwirbelsäule beeinträchtigt. Wir unterscheiden hier zwei Varianten.

Variante 1: Ohne äußere Fixierung

Übungsausführung

1. Greifen Sie das Theraband im aufrechten Stand mit beiden Händen in einem Abstand, der etwas größer als schulterbreit ist. Sie halten das Band im „Untergriff“ vor Ihrem Körper, so dass beide Handflächen nach oben und die Daumen nach außen gerichtet sind. Die losen Enden des Therabandes hängen zwischen Daumen und Zeigefinger herab.
2. Wenden Sie die Spezialwickelung an und drehen Sie die Hände so, dass beide Handflächen nach vorne und die Fingerspitzen nach außen zeigen. In dieser Position hat der fixierte Teil des Bandes, der sich zwischen beiden Händen befindet, eine Länge, die ungefähr Ihrer Schulterbreite entspricht.

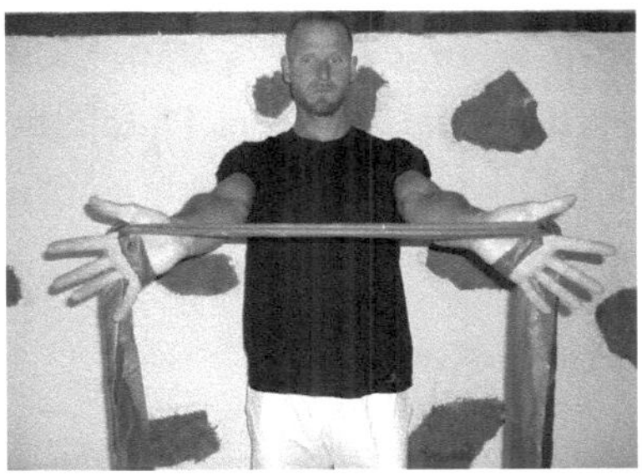

3. Schieben Sie nun Ihre Handballen auf Schulterhöhe gegen den Widerstand des Bandes nach außen, so dass sich beide Arme in der Endposition lang gestreckt, seitlich des Schultergürtels befinden. Die Handflächen zeigen nach außen, die Fingerspitzen nach hinten und die Daumen nach oben. In dieser Position spüren Sie ein Dehnungsgefühl in der Brustmuskulatur, den vorderen Schultermuskeln und den Bizeps, das sich über die Unterarme bis in die Fingerspitzen erstreckt.

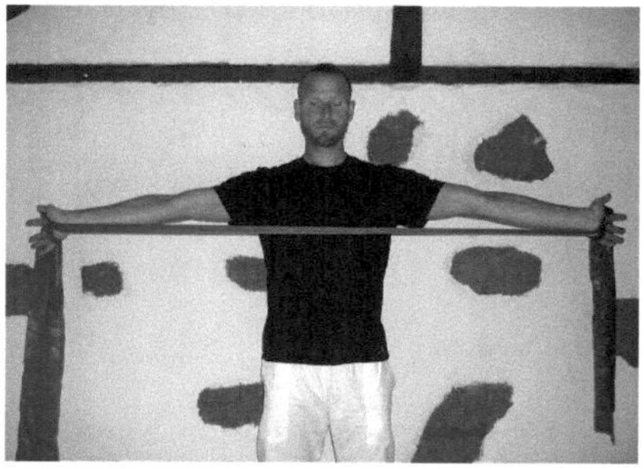

4. Halten Sie die Endposition einige Sekunden und kehren dann langsam wieder in die Ausgangsposition zurück. Bei dieser Bewegung, die dem Auseinanderziehen eines Expanders ähnelt, werden die Muskeln im Bereich des oberen Rückens und der Schulterblätter aufgebaut.

Weshalb ein Expander nicht genauso gut funktioniert: Ein Expander ist ein sehr gutes Trainingsgerät für den Oberkörper und diese Bewegung scheint auf den ersten Blick dem Auseinanderziehen eines Expanders zu ähneln. Dennoch erzielt man dadurch nicht dieselben Ergebnisse. Der Grund ist, dass man die Griffe des Expanders beim Auseinanderziehen fest greifen muss, wodurch die Anfangsglieder der Streckerkette, die Fingerbeuger kontrahiert werden. Durch die Wickeltechnik, die wir für die Übungen mit dem Band verwenden, geschieht genau das Gegenteil: Die Fingerstrecker werden aktiviert und die Beuger dekontrahiert!

Variante 2: Mit äußerer Fixierung

Diese Variante ist schwieriger als die erste, da hier die Gesamtstabilisierung der Körperlängsachse intensiv mittrainiert wird.

Übungsausführung

1. Befestigen Sie das Band mittig an einem äußeren Fixpunkt vor Ihrem Körper auf Höhe der Schultern (Sie können auch mit verschiedenen Höhen experimentieren: Unterhalb der Brust und oberhalb des Kopfes, was beides zu einer verschiedenen Wirkung führt!).
2. Wenden Sie die gleiche Wickeltechnik, wie bei der vorherigen Variante an und gehen Sie dann soweit von der Fixierung nach hinten, dass sich das Band zu Beginn der Bewegung wieder in einer leichten Vorspannung befindet. Die Arme befinden sich lang gestreckt auf Schulterhöhe, bzw. auf der gleichen Höhe, wie die Fixierung. Die Handfläche zeigen auch wieder nach vorne, die Fingerspitzen seitlich nach außen und die Daumen nach oben.

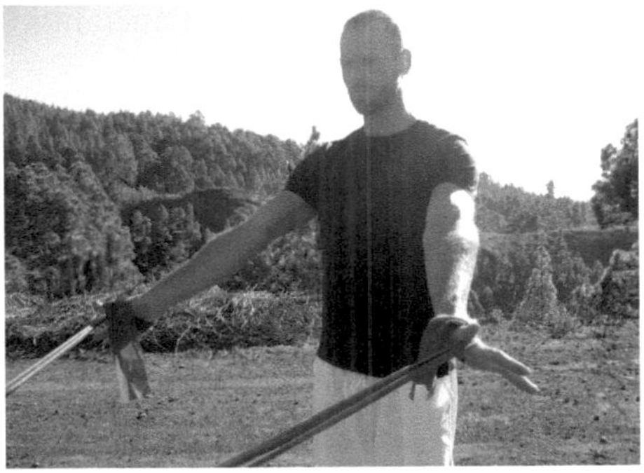

3. Jetzt ziehen Sie wieder beide Handflächen mit nach außen gerichteten Fingerspitzen auseinander (wie bei der vorherigen Variante). Hier können Sie die Bewegung so groß machen, dass sich die Hände in der Endposition hinter dem Rücken befinden.

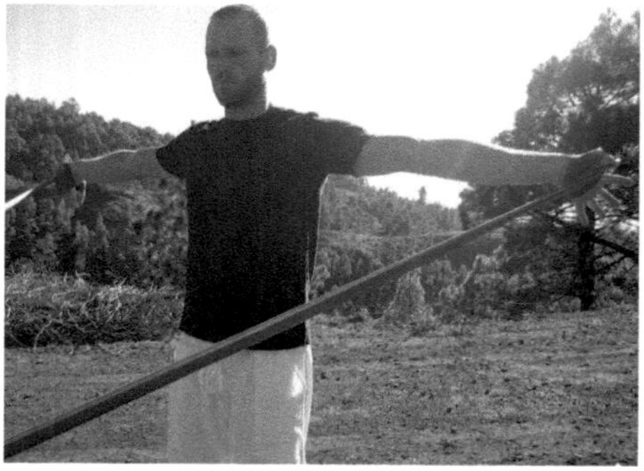

4. Stabilisieren Sie während des gesamten Bewegungsablaufes Ihre aufrechte Körperhaltung: Die Körperlängsachse bleibt senkrecht stabil und schwankt weder nach vorne oder hinten. Dadurch trainieren Sie gleichzeitig alle Stabilisatoren der gesamten Körperlängsachse von den Fußsohlen bis zum Scheitel, die für unsere aufrechte Körperhaltung wichtig sind.
5. Halten Sie die Endposition wieder für einige Sekunden und kehren dann langsam in die Ausgangsposition zurück.
6. Achten Sie auf Unregelmäßigkeiten zwischen linker und rechter Körperhälfte und arbeiten Sie auf Symmetrie und Balance hin.

Wissenswertes über die Beuger und Adduktoren im Schultergelenk finden Sie bei Übung 5.

Übung 8: Die Dekontrahierung der Ellenbogenbeuger (Bizeps)

Die Armbeuger neigen ebenfalls zu erhöhter intramuskulärer Spannung, was die komplette Streckung der Ellenbogengelenke und die Kraftentfaltung der Ellenbogenstrecker (Trizeps) beeinträchtigt.

Übungsausführung

1. Befestigen Sie das Band mittig an einer äußeren Fixierung vor Ihrem Körper, oberhalb des Kopfes.
2. Greifen Sie die herabhängenden losen Enden im Untergriff, dass die Kleinfingerseiten zur Fixierung gerichtet sind und die losen Enden zwischen Daumen und Zeigefinger herunterhängen (Handflächen zeigen nach oben, Daumen nach außen).

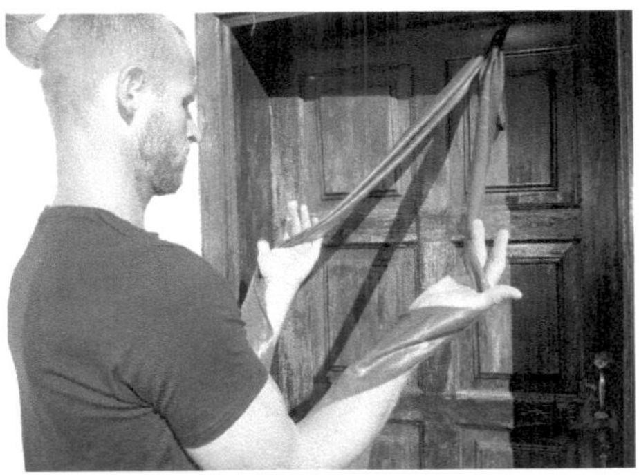

3. Wenden Sie die Spezial-Wickelung an und bringen Sie Ihre Oberarme und Ellenbogen eng zum Oberkörper. Die Oberarme befinden sich nun seitlich am Rumpf, parallel zur Körperlängsachse, die angewinkelten Ellenbogengelenke zeigen nach unten, die Hände nach oben zur Fixierung.

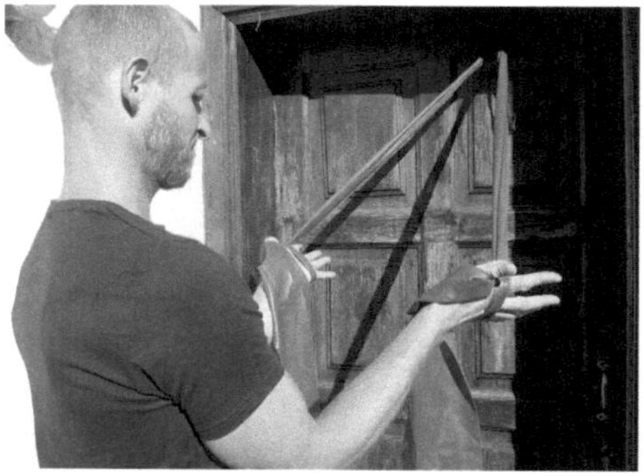

4. Stehen Sie aufrecht vor der Fixierung, so dass sich diese vor Ihrem Scheitel befindet. Das Band sollte in dieser Position eine leichte Vorspannung aufweisen.
5. Strecken Sie nun Ihre Ellenbogengelenke und achten darauf, dass sich die Position beider Oberarme (seitlich eng am Rumpf) währenddessen nicht verändert.

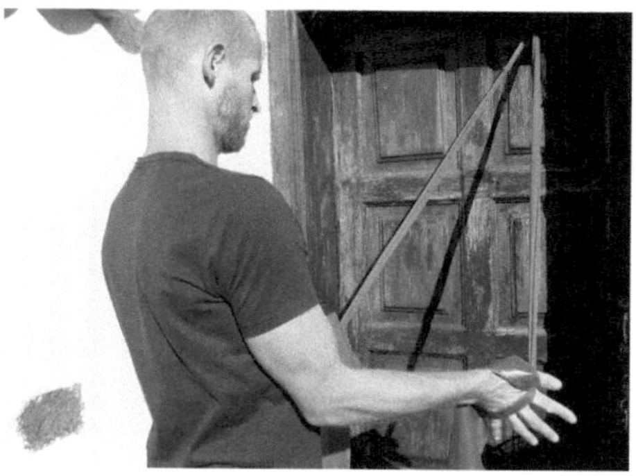

6. Während der Streckbewegung führen beide Unterarme eine Rotation aus, so dass die Handflächen in der Endposition nach unten zum Boden zeigen (Die Bewegung ähnelt einem Schlag im „Zeitlupentempo" mit der flachen Hand-fläche nach unten).

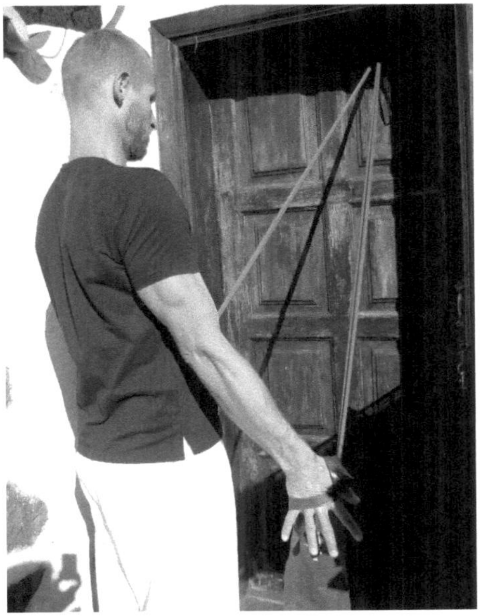

7. Halten Sie die Endposition einige Sekunden und kehren dann langsam wieder in die Ausgangsposition zurück, ohne dass sie währenddessen die Oberarme bewegen. Es bewegen sich nur die Unterarme aus den Ellenbogengelenken!

   Die Bewegung spüren Sie in den Muskeln der Armrückseite (Trizeps), die dadurch gekräftigt werden und die Bizeps dekontrahieren.

8. Achten Sie auch hier auf Symmetrie und Gleichmäßigkeit zwischen beiden Armen.

Wissenswertes über die Beuger der Ellenbogengelenke – Anteile der Handgelenkbeuger, Unterarminnenrotatoren und Bizepsmuskulatur

Die Ellenbogenbeuger hängen physiologisch und funktionell mit den vorherigen Anteilen der Beugerkette zusammen und haben auch eine weiterführende Auswirkung auf die Schultergürtelmuskeln. Sie sind an der Beugung der Ellenbogen-,

Hand- und Fingergelenke beteiligt und ziehen sich bis zu den Schultergelenken hin. Am bekanntesten sind hier die Bizepsmuskeln, deren Entwicklung von Bodybuildern und Kraftsportlern angestrebt wird.

Dauerkontrakturen der Ellenbogenbeuger werden begünstigt durch:

- Kraftsport und Bodybuilding
- Frei- und Sportklettern
- Rudern, Turnen, Judo, Ringen
- handwerkliche Tätigkeiten, die hohe Griffkraft erfordern und drehende Bewegungen beinhalten, wie z. B. Klemptner- und Metallbautätigkeiten, Schrauben, Sägen usw.
- Friseure/innen leiden ebenfalls sehr oft an einseitigen Dauerkontrakturen

Symptome

- Ellenbogenschmerzen und Tennisellenbogen
- Karpaltunnelsyndrom
- eingeschränkte Streckung von Ellenbogen- und Schultergelenk
- Schulterschmerzen, Anheben des Armes eingeschränkt
- Nackenprobleme, Schiefhals und Spannungskopfschmerzen
- erhöhte Spannung der Kiefermuskulatur inkl. nächtlichem Zähneknirschen
- kann die gesamte Wirbelsäule blockieren und Probleme im oberen und mittleren Rücken und der Lendenwirbelsäule verursachen (z. B. Hohlkreuz, Bandscheibenschäden usw.)

II. Die Übungen für die Körpermitte und die unteren Extremitäten

Nachdem ich die wichtigsten Übungen für die oberen Extremitäten in Verbindung mit der Körpermitte vorgestellt habe, kommen wir nun zu den Übungen für die unteren Extremitäten in Koordination zum Becken und Rumpf.

Diese Übungen bearbeiten zwar primär die unteren Körperregionen, haben aber aufgrund der zusammenhängenden Muskelkettensysteme wiederum eine ausgleichende Wirkung auf die muskuläre Gesamtbalance des Bewegungsapparates. Wie auch alle Übungen für die Hände, Arme und den Schultergürtel den ganzen Körper ins Gleichgewicht bringen, haben auch alle Bewegungen der unteren Extremitäten eine ganzheitliche Wirkung.

Unser Körper funktioniert immer als zusammenhängende und in sich geschlossene Einheit und lässt sich funktionell und physiologisch nicht in Einzelteile zerlegen, die getrennt vom Ganzen betrachtet und behandelt werden können. Das gilt es immer zu beachten!

So, wie ein verkürzter Daumenballen auch unsere Beckenstellung und die Bewegungsfreiheit der Beine und Füße negativ beeinflussen kann, wirken sich auch muskuläre Dysbalancen der Beine und Füße negativ auf den Oberkörper, die Wirbelsäule und die gesamte Körperhaltung aus.

Falls Sie Probleme im oberen Rücken, im Nacken oder im Schulter- und Armbereich haben, kann die zugrunde liegende Primärursache dafür auch in den unteren Extremitäten liegen. Je mehr Praxiserfahrungen Sie mit den Übungen sammeln, desto klarer wird auch Ihr Gesamtverständnis für solche ganzheitlichen Zusammenhänge.

Sie werden Ihren Körper mit all seinen Schwachstellen immer besser kennen und verstehen lernen und werden so immer effizienter und schneller im Lösen von Problemursachen.

Übung 9: Die Dekontrahierung der Fuß- und Zehenbeuger

Die Fuß- und Zehenbeuger lassen sich am besten in Rückenlage oder im L-Sitz am Boden dekontrahieren.

Fixieren Sie das zu einer Schlinge gebundene Theraband sicher an einer Halterung, die sich nahe am Boden befindet (z. B. Treppen- oder Balkongeländer). Achten Sie darauf, dass das Band nicht mit spitzen oder scharfkantigen Oberflächen in Kontakt kommt, da dies zum Zerreißen des gespannten Bandes führen kann. Diese Übung stellt sozusagen das Äquivalent zu Übung Nr. 2 für die oberen Extremitäten dar.

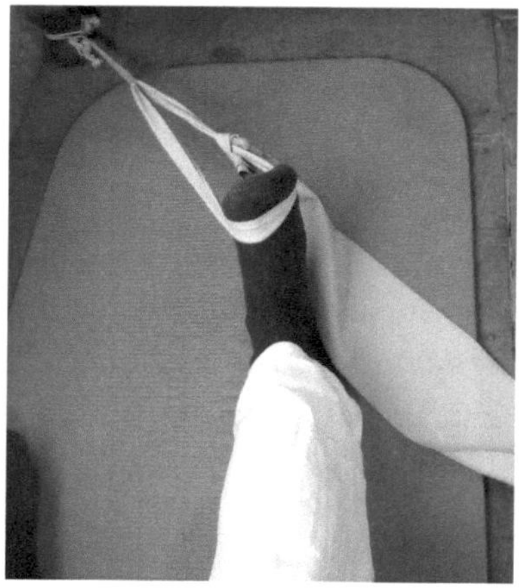

Übungsausführung

1. Befestigen Sie hierzu eine weiche Halterung in Form einer Schlaufe oder eines weichen Seils z. B. am Geländer einer Treppe einem Baumstamm oder einem ähnlich stabilen und unbeweglichen Fixpunkt.

2. Bringen Sie das Band, wie bei allen Übungen in eine leichte Vorspannung und setzen oder legen Sie sich in entsprechendem Abstand auf den Boden und führen den Vorfuß durch die Schlinge des Bandes.

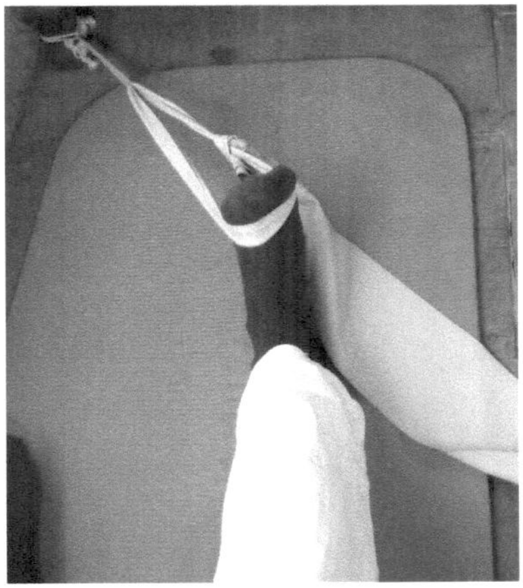

3. Jetzt ziehen Sie den Fußrücken zur Körpermitte hin und heben am Ende der Bewegung die Kleinzehenseite nach außen oben an.

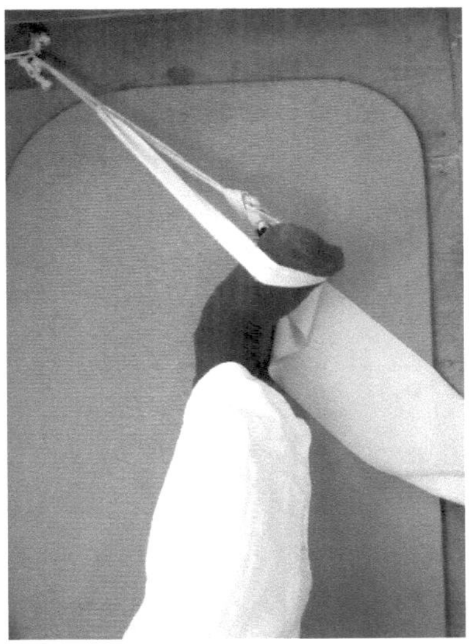

4. Halten Sie diese Position wieder für einige Sekunden und spüren die Aktivierung der Schienbeinmuskeln und die Streckung der Wade.
5. Wiederholen Sie die Bewegung mit dem anderen Fuß und achten Sie wieder auf Balance und Symmetrie.

Bei dieser Bewegung spüren Sie, möglicherweise zum ersten Mal die Muskeltätigkeit in der Muskulatur ihrer Schienbeine. Die meisten Menschen können bewusst ihre Wadenmuskeln anspannen und fühlen, was z. B. geschieht, wenn man sich auf die Zehenspitzen stellt.

Die genau gegenüber verlaufenden Muskeln, entlang der Schienbeine und deren Funktionen sind uns oft nicht so präsent. Diese Muskeln sind in der Regel schwächer ausgebildet als die Wadenmuskeln. Sie haben die Aufgabe, den Fußrücken anzuheben und die muskuläre Balance in den Sprunggelenken zu gewährleisten.

Wichtig: Diese Bewegung kann schon allein eine Fehlstellung Füße, Knie, des Beckens, der Lendenwirbelsäule (Hyperlordose) korrigieren. Eine Tendenz zum häufigen Umknicken im Sprunggelenk kann auf eine Dysbalance in diesem Bereich hindeuten, die sich mit dieser Übung korrigieren lässt.

So klein und unscheinbar diese Bewegung auf den ersten Blick auch erscheinen mag, so effektiv kann ihre Wirkung zur Wiederherstellung der gesamten natürlichen Körperhaltung sein!

Wissenswertes über die Wadenmuskulatur und Fußbeuger

Ähnlich wie die Beuger des Handgelenks neigen auch die Beuger des Fuß- und Sprunggelenks zur Dauerkontraktur. Die Wadenmuskulatur erhöht dementsprechend die Spannung auf der Rückseite des Unterschenkels, was zu veränderten Zugkräften im gesamten Fuß- und Unterschenkelbereich führt. Dabei kommt es zu einer reaktiven Bewegungseinschränkung der vorderen Schienbeinmuskeln, die aufgrund unzureichender Bewegungs- und Funktionsfähigkeit abschwächen und zum Verlust von Kraft und Muskelsubstanz führen. Dabei wird die Instabilität des Sprunggelenks mit einer verstärkten Tendenz zum Umknicken gefördert.

Die Verkürzung der Fußbeuger wird begünstigt durch:

- Laufen und Joggen
- Fahrradfahren
- Wandern und Treppensteigen
- falsches Schuhwerk und Einlagen

Symptome

- provoziert ein „Umknicken" im Sprunggelenk
- erhöhte Spannung in der vorderen Bein- und Hüftmuskulatur (Musculus rectus femuris und Musculus illiopsoas) mit Tendenz zur Beckenkippung nach vorne

Übung 10: Die Dekontrahierung der Innenrotatoren der Unterschenkel

So, wie wir mit Übung Nr. 3 die Innenrotatoren der Unterarme befreit haben, wollen wir dies nun auch für die Unterschenkel tun. Diese Übung lässt sich sehr gut sitzend auf einem Stuhl oder Gymnastikball ausführen. Wenn Sie mehr Kraft und Kontrolle über die dabei trainierten Muskeln bekommen, können Sie die Übung auch in Rückenlage ausführen.

Übungsausführung

1. Setzen Sie sich mit lang gestreckter Wirbelsäule und aufgerichtetem Becken auf einen hohen Hocker oder Gymnastikball. Die Hüftgelenke sollten sich deutlich höher als die Knie befinden, so dass der Winkel zwischen Rumpf und Oberschenkel größer als 90° ist. Das Becken ist aktiv aufgerichtet, die Wirbelsäule ist lang gestreckt und senkrecht, der Scheitel wird aktiv zur Decke geschoben.
2. Stemmen Ihre Fersen als „Anker“ und Drehpunkt in den Boden. Der Fußabstand sollte ungefähr hüft- bis schulterbreit sein, bzw. Ihrem natürlichen Stand entsprechen.
3. Heben Sie Ihre Vorfüße leicht an und wickeln Sie das Band nun um die Vorfüße, so dass wieder eine leichte Vorspannung entsteht. Die Fersen bleiben dabei in durchgehendem Kontakt zum Boden.

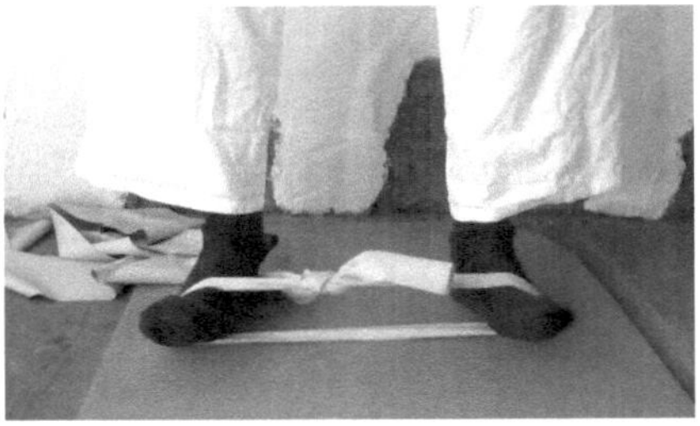

4. Jetzt führen Sie eine Auswärtsdrehung (Außenrotation) mit Ihren Unterschenkeln aus. Der Abstand der Fersen und Knien bleibt dabei stabil, es geht lediglich darum, die Längsachse der Unterschenkel so weit wie möglich nach außen zu drehen. Ihre Vorfüße und Zehenspitzen drehen sich dabei nach außen („Charlie-Chaplin-Position"). Sie dienen Ihnen als „Zeiger" und Sie können daran ganz leicht erkennen, welche Seite sich weiter nach außen drehen lässt.

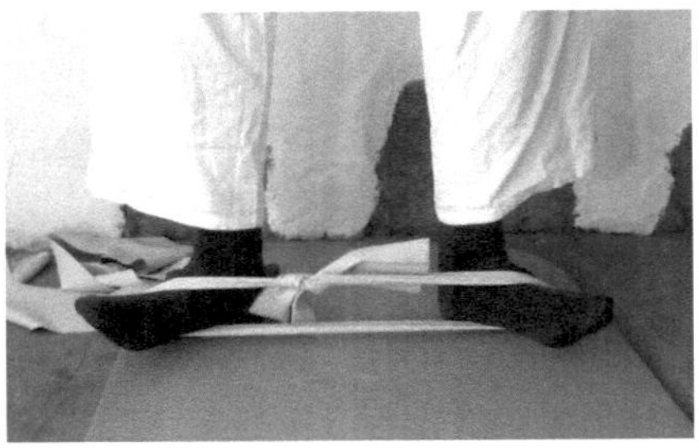

5. Halten Sie die Endposition wieder einige Sekunden und arbeiten Sie, wie bei allen Übungen auf Gleichmäßigkeit und Symmetrie hin.

Übung 11: Die Dekontrahierung der Oberschenkeladduktoren und Innenrotatoren im Liegen

Die Adduktoren und Innenrotatoren der Oberschenkel, die häufig auch mit verspannten Hüftbeugern einhergehen, gehören zu den Muskelgruppen, die bei erhöhter intramuskulärer Spannung für die meisten Fehlstellungen des Beckens (Vorbeugung) und der Lendenwirbelsäule (Hyperlordose) verantwortlich sind.

Dadurch kommt es zu Fehlbelastungen der Lendenwirbelsäule und Bandscheiben und eine funktionelle Aufrichtung der Wirbelsäule und des Oberkörpers ist nahezu unmöglich. Auch die Hüft-, Knie-, und Fußgelenke werden bei verspannten Adduktoren nach innen gezogen und fehl belastet, was auch hier zu veränderten Bewegungsmustern und Fehlbelastungen führt.

Mit dieser Übung können Sie ein Gleichgewicht zwischen den Adduktoren und Abduktoren, wie auch den Innenrotatoren und den Außenrotatoren herstellen, und die besagten Probleme in den Griff bekommen oder vorbeugend arbeiten. Eine Kombination aus der Dekontrahierung der Adduktoren und der Hüftbeuger, wie sie in den folgenden Übungen beschrieben werden, ist das Mittel der Wahl, solche Probleme zu beseitigen oder diesen vorzubeugen.

Übungsausführung

1. Legen Sie sich auf den Rücken, stellen beide Beine mit den Fußsohlen auf und beugen die Kniegelenke ungefähr im 90°-Winkel. Die Kniescheiben zeigen dabei nach oben. Wenn Sie mehr Kraft und Kontrolle über die Abduktoren und Außenrotatoren der Oberschenkel und Hüftgelenke gewinnen, können Sie die Kniegelenke in Rückenlage auch immer weiter strecken.
2. Wieder stellen Ihre Füße, insbesondere die Fersen den Dreh- und Angelpunkt der Bewegung dar. Der Abstand der Fersen entspricht auch hier wieder Ihrer natürlichen Standposition und sollte während der gesamten Übung stabil bleiben.

3. Wickeln Sie nun das Band in Form einer ineinander greifenden Doppelschlinge um die Kniegelenke, wobei sich der eine Teil des Bandes oberhalb der Knie, am Ansatz der Kniestrecker und der zweite Teil der Schlaufe unterhalb der Kniegelenke am Unterschenkel befindet. Das Band sollte auch hier wieder eine leichte Vorspannung aufweisen.

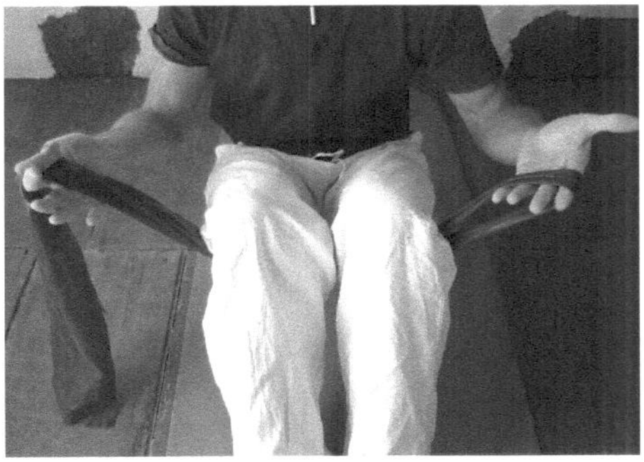
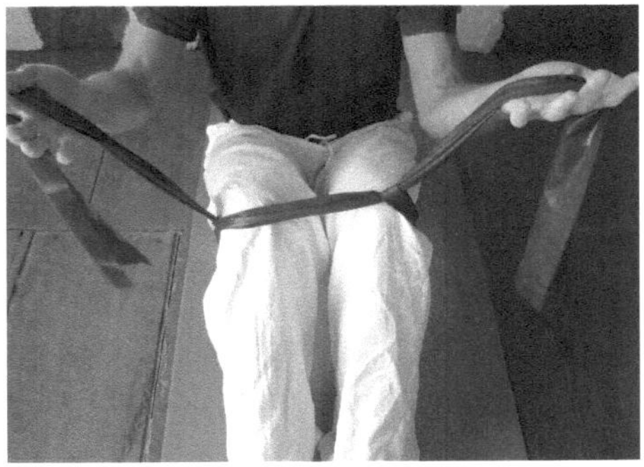
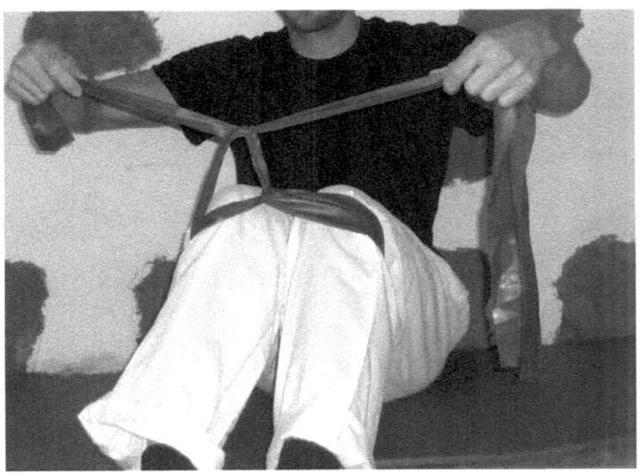
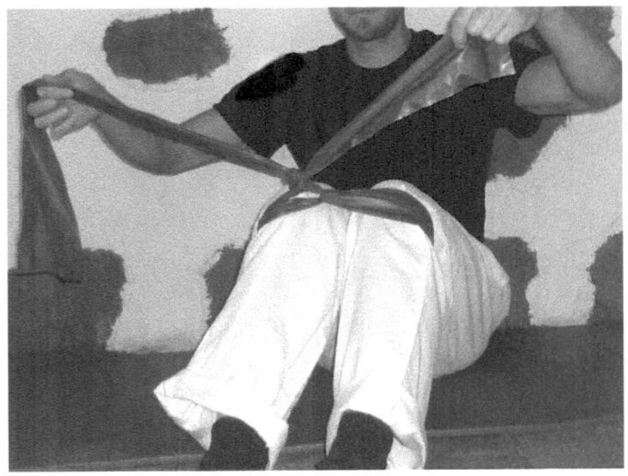
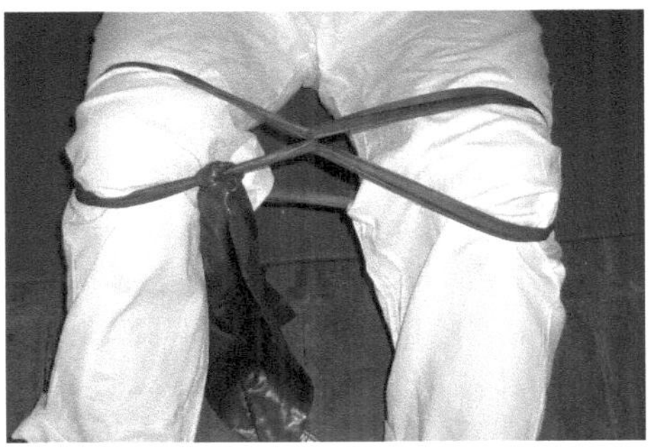

4. Jetzt ziehen Sie den Widerstand des Bandes mithilfe Ihrer Abduktoren und Außenrotatoren so weit wie möglich auseinander. Sie spüren die Muskeltätigkeit im Hüft- und Gesäßbereich.

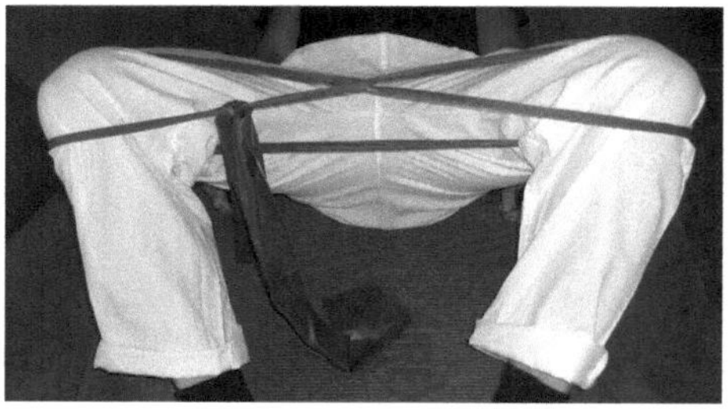

5. Achten Sie während der Bewegung auf eine aktive Aufrichtung des Beckens, indem Sie den vorderen Beckenrand bewusst nach oben zum Brustkorb ziehen.
6. Halten Sie die Endposition wieder für wenige Sekunden und achten Sie darauf welche Seite schwächer ist und arbeiten Sie wieder auf Gleichmäßigkeit und Symmetrie hin!

Variante: Wenn Sie die Außenrotation stärker betonen möchten, schieben Sie beide Anteile der Doppelschlaufe über die Knie, so dass sich das Band nur am Oberschenkel oberhalb der Kniegelenke am Ansatz der Kniestrecker befindet.

Wissenswertes über die Beinadduktoren und die Innenrotatoren des Oberschenkels

Die inneren Oberschenkelmuskeln, die sogenannten Adduktoren, arbeiten funktionell mit den Hüftbeugern zusammen und verkürzen oft mit diesen zusammen. Hinzu kommt auch meistens noch eine Dauerkontraktion der Innenrotatoren des Oberschenkels, also jener Muskeln, die die Längsachse des Oberschenkels zur Körpermitte hin drehen, so dass die Kniescheibe nach innen zum Körper hin zeigt. Auch dies geschieht bei häufigem und dauerhaftem Sitzen und Liegen mit angewinkelten

Beinen.

Die Verkürzung der inneren Beinmuskeln wird begünstigt durch:

- Sitzen und Liegen auf der Seite mit angewinkelten Beinen
- Reiten und Motorradfahren
- Fußball, Fahrradfahren, Inlineskaten und Schlittschuhlaufen
- Schneidersitz und Sitzen mit „einem Bein über das andere geschlagen"
- Sit Ups und andere Übungen, bei denen die Hüftstrecker gekräftigt werden
- schwache Gesäß- und Bauchmuskulatur
- Darmprobleme und chronisch-entzündliche Darmerkrankungen
- sexuelle Verklemmung und Verschlossenheit, besonders bei Frauen

Symptome

- Schmerzen und Beschwerden in Oberschenkelmuskulatur, Hüft- und Kniegelenken
- Beckenschiefstand, Beckenverdrehung und Beckenkippung nach vorne
- Hohlkreuzbildung im LWS-Bereich mit Belastungs- und Verletzungsanfälligkeit der Bandscheiben
- Rundrückenbildung im BWS-Bereich
- Abschwächung von Bauch- und Gesäßmuskulatur, Abduktoren und Außenrotatoren des Hüftgelenks
- reaktive Dauerkontraktur der Beuger und Innenrotatoren des Schultergelenks
- Plattfüße und verändertes Gangbild

Übung 12: Die Dekontrahierung der Oberschenkeladduktoren und Innenrotatoren im Sitzen

Die Übung im Sitzen ist schwieriger als im Liegen, da Sie hier gleichzeitig die Wirbelsäule und den Rumpf stabilisieren müssen.

Übungsausführung

1. Setzen Sie sich aufrecht auf einen Gymnastikball (schwierigste Variante), einen hohen Barhocker oder auf eine Tischkante. Die Hüftgelenke sollten sich deutlich höher als die Knie befinden, so dass der Winkel zwischen Rumpf und Oberschenkel größer als 90° ist. Das Becken ist aktiv aufgerichtet, die Wirbelsäule ist lang gestreckt und senkrecht, der Scheitel wird aktiv zur Decke geschoben.
2. Wieder stellen Ihre Füße, insbesondere die Fersen den Dreh- und Angelpunkt der Bewegung dar. Der Abstand der Fersen entspricht auch hier wieder Ihrer natürlichen Standposition und sollte während der gesamten Übung stabil bleiben.
3. Wickeln Sie nun das Band, wie bei der Übung im Liegen in Form einer ineinander greifenden Doppelschlinge um die Kniegelenke. Dabei befindet sich ein Teil des Bandes oberhalb der Knie am Ansatz der Kniestrecker und der zweite Teil der Schlaufe unterhalb der Kniegelenke am Unterschenkel. Auch hier sollte das Band in der Ausgangsposition wieder eine leichte Vorspannung aufweisen.

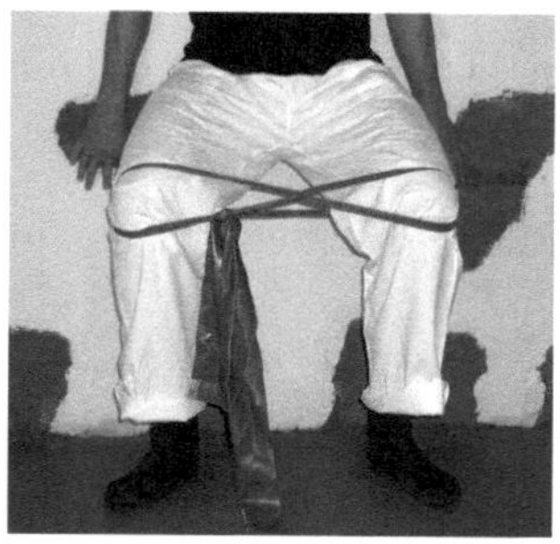

4. Jetzt ziehen Sie den Widerstand des Bandes mithilfe Ihrer Abduktoren und Außenrotatoren so weit wie möglich auseinander. Sie spüren die Muskeltätigkeit im Hüft- und Gesäßbereich.

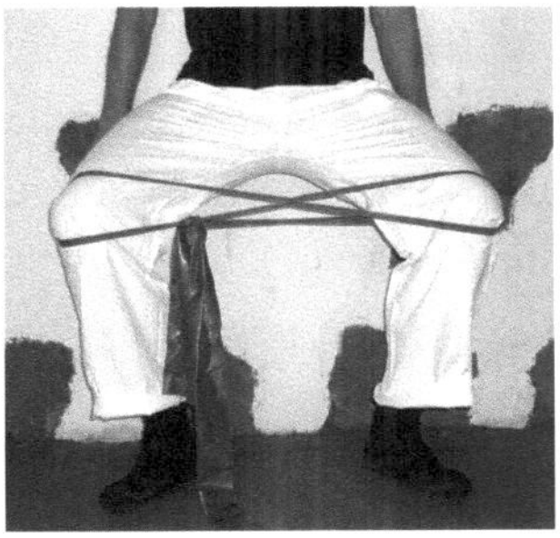

5. Gleichzeitig achten Sie während der Bewegung darauf die aktive Aufrichtung des Beckens und die senkrechte Position von Wirbelsäule und Rumpf stabil zu halten.
6. Halten Sie die Endposition wieder für wenige Sekunden und achten Sie darauf welche Seite schwächer ist und arbeiten Sie wieder auf Gleichmäßigkeit und Symmetrie hin!

Variante: Wenn Sie die Außenrotation stärker betonen möchten, schieben Sie beide Anteile der Doppelschlaufe über die Knie, so dass sich das Band nur am Oberschenkel oberhalb der Kniegelenke am Ansatz der Kniestrecker befindet.

Wissenswertes über die Beinadduktoren und die Innenrotatoren des Oberschenkels finden Sie bei Übung 11.

Übung 13: Die Dekontrahierung der Oberschenkeladduktoren und Innenrotatoren im Stand durch „Sidesteps“

Wenn Sie im Sitzen und Liegen eine gute Kontrolle über die Bewegung erlangen und die Abduktoren und Außenrotatoren über genügend Kraft verfügen, können Sie die Dekontrahierung der Adduktoren auch auf den Stand ausweiten, was die Übung um einiges funktioneller und effektiver, aber auch schwieriger macht.

Übungsausführung

1. Die Wickelung bleibt dieselbe wie im Sitzen und Liegen, indem Sie wieder einen Teil der Doppelschlaufe unterhalb der Kniegelenke und den zweiten Teil oberhalb anlegen. Auch hier besteht die Möglichkeit, die Außendrehung stärker hervorzuheben, indem Sie beide Teile oberhalb der Knie, am Ansatz der Kniestrecker fixieren.
2. Gehen Sie nun in eine Position, wie wenn Sie nach vorne los springen würden: Die Knie- und Hüftgelenke sind leicht gebeugt, der Körperschwerpunkt ruht auf den Vorfußballen und der Rumpf ist leicht nach vorne geneigt.

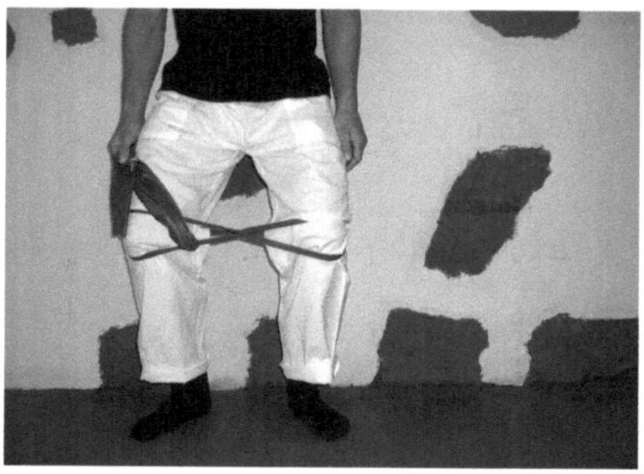

3. Der Abstand der Füße entspricht wieder Ihrem natürlichen Stand, die Knie befinden sich über den Vorfüßen, die Schienbeine sind fast senkrecht zum Boden. Das Band ist zu Beginn der Bewegung wieder leicht gespannt.
4. Aus dieser Position machen Sie jetzt „Sidesteps", kleine Schritte nach links und rechts. Dabei kommt der Impuls für den Schritt aus dem Standbein, indem Sie das Knie des Standbeins bewusst nach außen drücken und so die nötige Stabilität und Spannung erzeugen, um sich abzudrücken. Das andere Bein schieben Sie nun, führend mit dem Knie nach außen in die Gangrichtung und machen einen kleinen Sidestep. Währenddessen bleibt das Knie des Standbeins aktiv nach außen gerichtet.

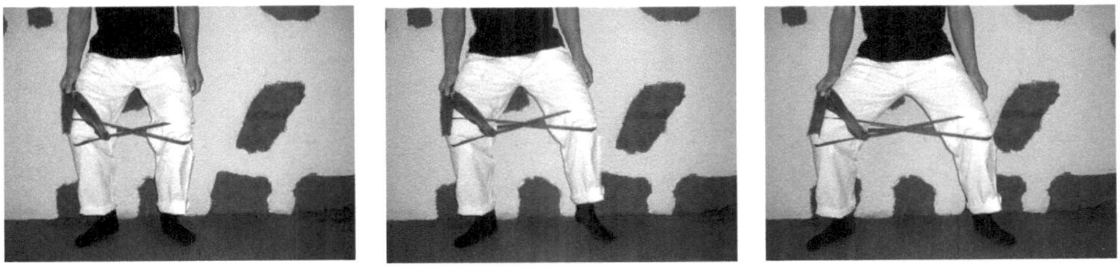

5. Nachdem Sie den Fuß, der den Sidestep ausführt, am Boden aufgesetzt haben (Sie stehen jetzt breiter als zuvor), überprüfen Sie, dass beide Knie einen aktiven Zug nach außen beibehalten und nicht nach innen entweichen. Stehen Sie einige Sekunden in dieser breiten Position und rücken dann mit dem ursprünglichen Standbein nach, so dass Sie wieder in Ihren ursprünglichen Fußabstand kommen.
6. Halten Sie auch diese Position für einige Sekunden und bereiten dann den nächsten Sidestep, mit demselben Bein in die gleiche Richtung vor, indem Sie wieder den aktiven Impuls des Standbeins (das Knie nach außen schieben) aktiveren.
7. Gehen Sie einige Schritte auf diese Art und Weise in die eine Richtung und dann genauso viele Schritte mit dem anderen Bein führend wieder zurück.
8. Arbeiten Sie wieder auf Gleichmäßigkeit und Symmetrie hin.

Interessant: Durch die Sidesteps aktiveren Sie die großen Gesäßmuskeln, die auch für die Dekontrahierung der Hüftbeuger wichtig sind! Außerdem werden bei dieser Übung die äußeren Oberschenkelmuskeln, die Abduktoren, Außenrotatoren und die Gesäßmuskulatur intensiv trainiert.

Wissenswertes über die Beinadduktoren und die Innenrotatoren des Oberschenkels finden Sie bei Übung 11.

Übung 14: Die Dekontrahierung der Hüftbeuger im Stand

Die Hüftbeuger neigen besonders bei häufigem und wiederholtem Sitzen dazu, eine erhöhte intramuskuläre Spannung zu entwickeln. Sie sind für die meisten Beschwerden des unteren Rückens und der Bandscheiben verantwortlich. Bei erhöhter Spannung und einer dadurch entstehenden Verkürzung bewirken sie eine Fehlstellung des Beckens und der Wirbelsäule, indem sie das Becken nach vorne unten ziehen und dort fixieren.

Das führt zu einer verstärkten Hohlkreuzhaltung und einer damit einhergehenden Überlastung der Bandscheiben und Wirbelgelenke im Lendenwirbelbereich. Gleichzeitig behindert eine erhöhte Spannung der Hüftbeuger das Bewegungsausmaß der Hüftstrecker, wodurch diese immer mehr an Kraft verlieren, was die muskuläre Dysbalance in den Hüftgelenken noch verstärkt.

Wichtig:
Oft kommt es auch nur auf einer Seite der Hüftbeuger zu erhöhter Spannung und Verkürzung, was zu einer Verdrehung und Verwringung des Beckens führt und in einer funktionellen Beinlängendifferenz mündet. Dadurch wird das „längere Bein" stärker belastet und es kommt neben Überlastungs- und Verschleißsyndromen der Hüft-, Knie- und Fußgelenke auch zu einer seitlichen Wirbelsäulenverkrümmung (funktionelle Skoliose), was wiederum zu einer ungleichmäßigen Belastung der Wirbelsäule und Bandscheiben führt.

Vorbereitung:
Da die meisten Menschen relativ viel Zeit in der sitzenden Position verbringen, ist die funktionelle Länge der Hüftbeuger bei vielen schon relativ kurz. Häufig ist es dann der Fall, das Schwierigkeiten beim Dekontrahieren entstehen, da der Gelenkwinkel schon stark eingeschränkt ist. Daher empfehle ich, bevor Sie mit den eigent-

lichen Dekontrahierungen beginnen, den Gelenkwinkel durch Dehnungsübungen ein wenig zu erweitern. Das erleichtert den Einstieg ungemein. Deshalb empfehle ich, vorher folgende Streckposition für jeweils 30 Sekunden pro Hüftbeuger zu trainieren:

Übungsausführung Dehnung Hüftbeuger

1. Stellen Sie sich einige Zentimeter vor einen Stuhl und platzieren einen Fuß auf der Sitzfläche.

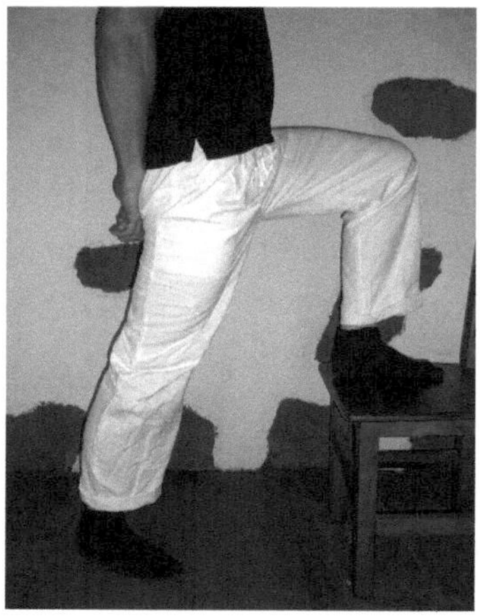

2. Beugen Sie beide Knie und senken Sie sich langsam und kontrolliert ab, bis Sie ein Dehnungsgefühl im Hüftbeuger und den vorderen Beinmuskeln des hinteren, am Boden stehenden Beines fühlen. Die Position ähnelt einem kurzen Ausfallschritt, bei dem das vordere Bein auf der Sitzfläche des Stuhls und das hintere Bein auf dem Boden steht.

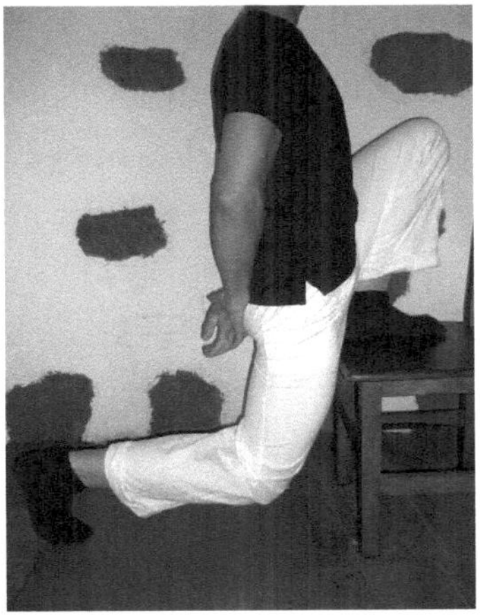

3. Halten Sie diese Position für ungefähr 30 Sekunden und versuchen Sie sich mit jedem Ausatmen ein kleines Stück tiefer absenken zu lassen.
4. Wechseln Sie dann die Position der Beine und üben Sie mit jeder Seite 2-3 mal.
5. Arbeiten Sie auch hier auf Gleichmäßigkeit und Symmetrie hin.
6. Dann beginnen Sie mit der jeweiligen Dekontrahierungsübung.

Dehnungsübungen haben einen Kurzzeiteffekt: Das bedeutet, dass sich der Gelenkwinkel der gedehnten Muskeln nach 2-3 Dehnungen erweitert, was jedoch nur bis zu ca. 60 Minuten anhält. Für unsere Zwecke ist das vollkommen ausreichend, da es lediglich darum geht, den Gelenkwinkel zu erweitern, um den Einstieg in die Dekontrahierungsübungen zu erleichtern und effektiver zu machen.

Übungsausführung Dekontrahierung Hüftbeuger im Stand

1. Aufgrund der hohen Neigung der Hüftbeuger zur Verspannung und Verkürzung ist es sinnvoll für die erste Stufe der Übung keinen zusätzlichen Widerstand durch ein Theraband zu verwenden. Das Gewicht Ihres Beines in

Kombination mit der erhöhten Spannung der Hüftbeuger selbst reicht anfangs als Trainingswiderstand vollkommen aus.

2. Stellen Sie sich ca. 50 cm vor einen stabilen Tisch oder eine ähnliche Ablage und beugen Sie Ihren Oberkörper so nach vorne, dass Sie sich mit den Unterarmen darauf abstützen können. Der Oberkörper befindet sich in dieser Position parallel zur Unterlage und zum Boden in einer waagerechten Position. Den Kopf halten Sie so, dass der Blick nach unten zur Ablage gerichtet ist, die Füße stehen in der natürlichen Standposition, die Kniegelenke sind leicht angewinkelt. Der Winkel zwischen Rumpf und Oberschenkel beträgt ungefähr 90°.

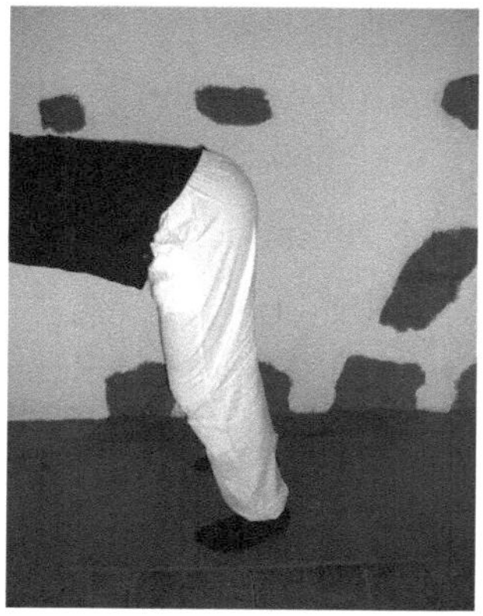

3. Aktivieren Sie zuerst Ihre Bauchmuskeln, indem Sie beide Unterarme senkrecht nach unten pressen und richten Sie dadurch Ihr Becken auf (Schambein zieht zum Brustkorb): Das verhindert, dass Sie während dieser Übung ins „Hohlkreuz“ abgleiten, wodurch die Dekontrahierung der Hüftbeuger verhindert würde.

4. Jetzt heben Sie ein Bein nach hinten oben an, bilden einen Winkel von 90° im Kniegelenk und schieben die Ferse senkrecht nach oben in Richtung Decke.

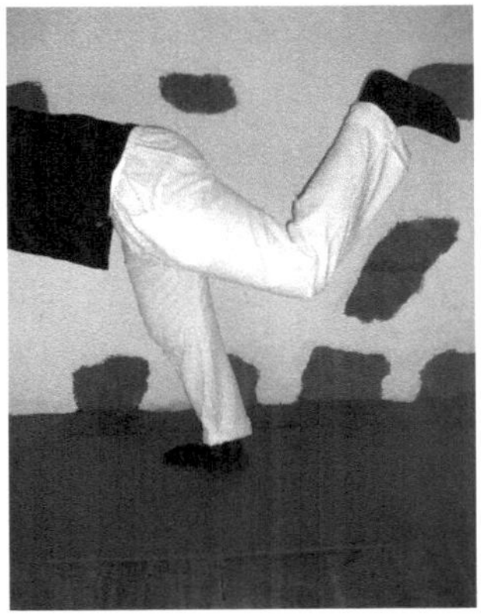

5. Stellen Sie sich vor, Sie müssten mit der Ferse und der Fußsohle einen Widerstand senkrecht nach oben zur Decke schieben.
6. Führen Sie diese Bewegung langsam und bewusst aus und achten Sie darauf, dass das Becken die ganze Zeit durchgehend aufgerichtet bleibt. Halten Sie die Endposition ca. 5-7 Sekunden und spannen währenddessen aktiv die Gesäßmuskeln und die Bauchmuskulatur an.
7. Machen Sie einige Wiederholungen mit dem einen Bein und versuchen Sie den Bewegungsspielraum des nach oben schiebenden Beines von Wiederholung zu Wiederholung zu erweitern, ohne dass das Becken nach unten ausweicht. Wiederholen Sie die Bewegung mit dem anderen Bein und achten Sie auf mögliche Unterschiede.
8. Üben Sie mit beiden auf Gleichmäßigkeit und Symmetrie und bearbeiten Sie die Seite, die sich weniger strecken lässt intensiver und häufiger.

Steigerung des Widerstandes durch das Theraband

1. Wenn Sie die Übung ohne zusätzlichen Widerstand gut beherrschen, können Sie den Widerstand erhöhen, indem Sie zusätzlich ein Theraband verwenden.
2. Hierzu bilden Sie wieder eine Schlaufe, die Sie in der Kniekehle des oberen Beines anlegen. Das andere Ende fixieren Sie unter dem Fuß des Stand-

beins. Achten Sie darauf, dass der Teil des Bandes, den Sie unter Ihrem Fuß fixieren nicht mit spitzem oder scharfkantigem Material in Kontakt kommt (am besten tragen Sie Socken und stehen auf einer weichen Gymnastikmatte oder einem Teppich).

3. Jetzt führen Sie die Übung wie oben beschrieben gegen den zusätzlichen Widerstand des Therabandes aus.

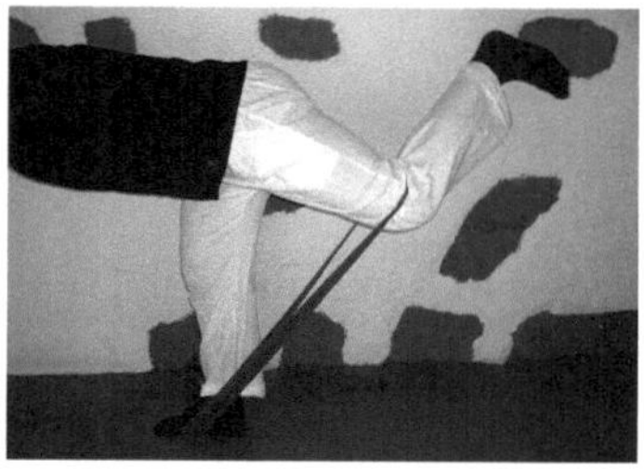

Wissenswertes über die Hüftbeuger:

Die Hüftbeuger bestehen aus dem großen Lendenmuskel und dem Darmbeinmuskel, die sich zum Lendendarmbeinmuskel vereinen. Sie gehören zu den kräftigsten Muskeln des Körpers. Zusammen mit den Hüftstreckern (Gesäßmuskulatur und ischiokrurale Muskulatur) sorgen sie für Stabilität in der Körpermitte und ermöglichen eine Kraftübertragung zwischen den Füßen und Beinen zum Oberkörper.

Die Hüftbeuger neigen besonders bei häufigem und dauerhaftem Sitzen und beim Schlafen in Seitlage mit angewinkelten Beinen zur Verkürzung. Dann behindern die dauerhaft kontrahierten Hüftbeuger die maximale Streckung der Hüftgelenke und schränken so den Bewegungsspielraum und die Funktion der Hüftstrecker ein, die dadurch auf Dauer abschwächen und an Kraft verlieren.

Dieses Ungleichgewicht zwischen verkürzten und dauerhaft kontrahierten Hüftbeugern und einem Kraftverlust und Erschlaffen der Hüftstrecker ist eine der hauptsächlichen und grundlegenden Ursachen für Haltungsfehler und Rückenprobleme aller Art.

Insbesondere die „Hohlkreuzbildung“ in der LWS mit dementsprechend hoher Druckbelastung der Lendenwirbelkörper und der dazwischen gelagerten Bandscheiben ist eine direkte Folge des muskulären Ungleichgewichts zwischen Hüftbeuge- und Hüftstreckmuskeln. Hinzu kommt häufig noch eine reaktive Hyperspannung der Rückenstrecker im LWS-Bereich mit gleichzeitigem Spannungs- und Kraftverlust der gegenüberliegenden Bauchmuskulatur.

Die Verkürzung der Hüftbeuger wird begünstigt durch:

- Sitzen und Liegen auf der Seite mit angewinkelten Beinen
- Reiten und Motorradfahren
- Fußball, Fahrradfahren, Inlineskaten und Schlittschuhlaufen
- Schneidersitz
- Sit Ups und andere Übungen, bei denen die Hüftbeuger gekräftigt werden
- schwache Gesäß- und Bauchmuskulatur
- Darmprobleme durch Nahrungsmittelunverträglichkeiten (Zucker, weißes Auszugsmehl, Milchprodukte, Gluten, Konservierungsstoffe, Geschmacksverstärker usw.) und chronisch-entzündliche Darmerkrankungen

Symptome

- Hohlkreuzbildung im LWS-Bereich
- Schmerzen und erhöhter Druck im LWS-Bereich
- Bandscheibenprobleme aller Art mit den entsprechenden Symptomen und Beschwerden
- Spannungs- und Kraftverlust der gesamten Gesäß- und Hüftstreckermuskulatur, inklusive hinterer Beinmuskeln
- reaktive Hyperspannung der LWS-Strecker durch dauerhafte Hyperlordose in diesem Bereich

- reaktiver Kraft- und Spannungsverlust der vorderen Rumpf- und Bauchmuskulatur
- Beckenverdrehung und Beckenschiefstand mit reaktiver Beinlängendifferenz
- Hüft- und Knieprobleme
- verändertes Gangbild

Übung 15: Die Dekontrahierung der Hüftbeuger in Rückenlage

Eine Alternative zur vorherigen Übung ist die Dekontrahierung der Hüftbeuger in Rückenlage. Diese Variante ist ein wenig schwieriger als die Übung im Stand. Diese Bewegung wird einigen schon aus dem Bereich der „Bauch-Beine-Po"- Gymnastik bekannt sein, und wird auch als „Beckenlift" oder „Schulterbrücke" bezeichnet.

Übungsausführung

1. Legen Sie sich auf eine Gymnastikmatte in Rückenlage auf den Boden, bringen Sie beide Fußsohlen, insbesondere die Fersen im Abstand Ihrer natürlichen Standposition in guten Kontakt zur Matte, stellen Sie die Beine in eine aufrechte Position, wobei die Kniegelenke in einen Winkel von 90° angewinkelt sind. Der gesamte Rücken sollte sich flach und lang gestreckt am Boden befinden.
2. Jetzt ziehen Sie ein Bein zum Oberkörper und greifen mit beiden Händen das angewinkelte Kniegelenk. Auch hier sollte das Becken aufgerichtet sein, indem Sie wieder aktiv den vorderen Beckenrand und das Schambein aktiv zum Rumpf hin ziehen, wie bei der Variante im Stand.

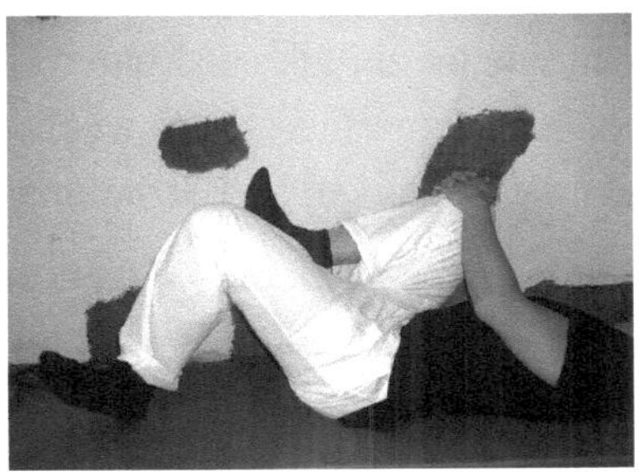

3. Schieben Sie nun den Fuß am Boden mit der Ferse senkrecht nach unten und üben dadurch einen Druck auf die Unterlage aus, der immer größer wird, bis Sie dadurch das Gewicht Ihres Beckens von der Matte abheben.

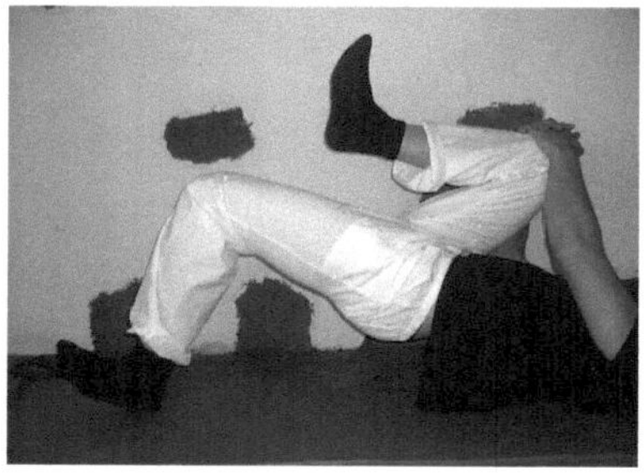

4. Die Bewegung im Hüftgelenk entspricht der Übung im Stand, nur mit dem Unterschied, dass Sie jetzt zusätzlich zur intramuskulären Spannung des Hüftbeugers noch den Widerstand Ihres Beckens überwinden müssen.
5. Heben Sie Ihr Becken und den Rücken mit der Kraft der Hüftstrecker (Gesäßmuskulatur und hintere Beinmuskeln) soweit an, dass Sie in der Endposition der Bewegung nur noch mit dem Fuß des Standbeins, dem hinteren Schulterbereich und dem Hinterkopf Kontakt zur Unterlage haben. Das Becken bleibt währenddessen stabil aufgerichtet und das Hüftgelenk ist maximal gestreckt.
6. Halten Sie die Endposition für einige Sekunden, bevor Sie Ihr Becken und den Rumpf langsam wieder zurück zur Matte bringen. Absolvieren Sie einige Wiederholungen mit dem einen Bein, wechseln Sie dann die Beine und machen Sie die gleiche Anzahl an Wiederholungen mit dem anderen Bein.
7. Arbeiten Sie, wie immer auf Gleichmäßigkeit und Symmetrie hin und trainieren Sie die schwächere Seite intensiver, bis beide Hüftstrecker gleich stark sind.

Wissenswertes über die Hüftbeuger finden Sie bei Übung 14.

Übung 16: Die Dekontrahierung der Hüftbeuger mit unterlagertem Schulterbereich

Diese Übung ähnelt der vorherigen, mit dem Unterschied, dass Sie dieses Mal nicht flach auf dem Boden liegen, sondern den Oberkörper bzw. den hinteren Schulterbereich auf einer Ablage positionieren. Ideal geeignet hierzu sind eine Trainingsbank, ein Bett oder ein Sofa. Wichtig ist, dass die Ablage stabil ist und während der Übungsausführung nicht nach hinten umkippen oder wegrutschen kann.

Übungsausführung

1. Setzen Sie sich mit dem Gesäß im Abstand von ungefähr 30-50 cm vor der Ablage auf den Boden, so dass die hintere Schulterpartie und der obere Rücken Kontakt mit dem oberen Rand der Ablage haben. Sie sitzen praktisch mit dem oberen Rücken nach hinten an die Ablage angelehnt.

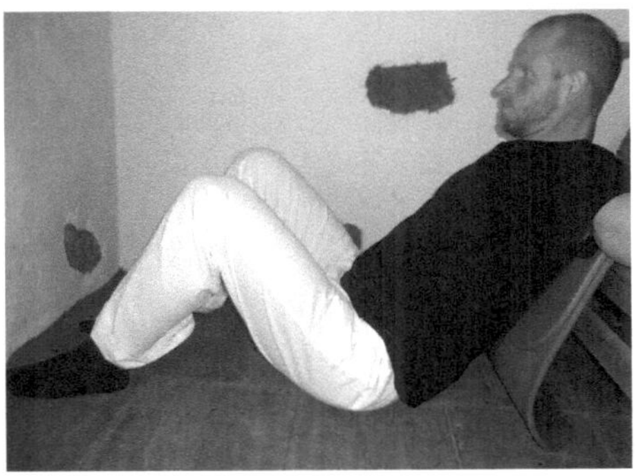

2. Die Kniegelenke befinden sich in einem Winkel von ungefähr 90°. Bei zunehmender Kraft können Sie die Füße weiter nach vorne schieben, wodurch der Kniewinkel größer als 90° wird und sich der Hebel verlängert, was den Schwierigkeitsgrad erhöht.

3. Der Abstand der Füße ist wieder so, wie es Ihrem natürlichen Stand entspricht.
4. Jetzt drücken Sie sich, wie bei der Übung in Rückenlage mit einem Fuß vom Boden ab, so dass Sie dadurch die Hüftstrecker (Gesäßmuskeln und hintere Beinmuskeln) auf dieser Seite aktivieren und das Gewicht Ihres Beckens und Rumpfes vom Boden abheben. Wichtig ist, dass Sie Ihr Becken währenddessen aufgerichtet und den vorderen Beckenrand und das Schambein zum Brustkorb hin gezogen halten.

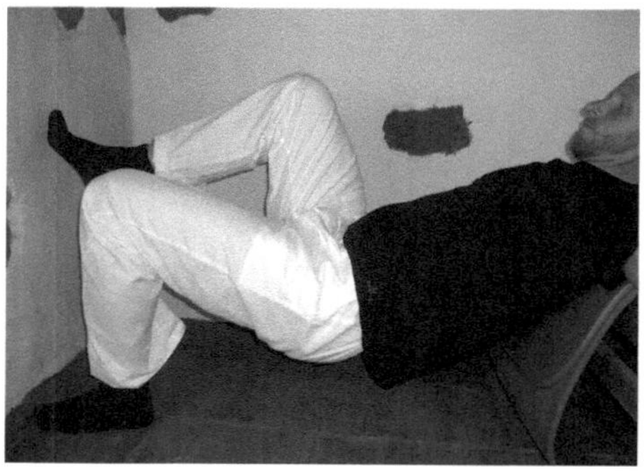

5. Während Sie sich mit dem einen Fuß am Boden abdrücken und Gesäß und Körpermitte anheben, bewegen Sie das andere Bein mit nach oben: In der Endpostion der Bewegung steht der Fuß des Standbeins am Boden, die hintere Schulterpartie lagert auf der Unterlage und das freie Bein (Spielbein) befindet sich vor dem Becken in der Luft. Dabei bleibt der Winkel im Hüft- und Kniegelenk des angehobenen Spielbeins in derselben Stellung wie in der Ausgangsposition. Der Rumpf und der Oberschenkel des Standbeins befinden sich in der Endpostion parallel zum Boden, so dass das Hüftgelenk maximal gestreckt ist.

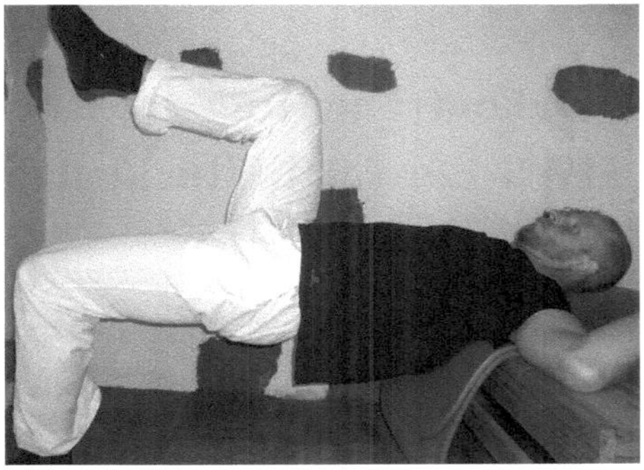

6.

Halten Sie diese Position einige Sekunden, kehren Sie dann langsam wieder in die Ausgangsposition zurück und führen Sie die gleiche Bewegung mit dem anderen Bein aus.

7. Achten Sie wieder auf Gleichmäßigkeit und Symmetrie und trainieren Sie die schwächere Seite intensiver.

8. Sie können auch mehrere Wiederholungen am Stück mit dem einen Bein ausführen, bevor Sie die Seiten wechseln, um dann mit dem anderen Bein genauso viele Wiederholungen ausführen.

Tipp: Wenn Sie bei dieser Übung den Widerstand erhöhen möchten, um die Gesäßmuskeln und Hüftstrecker intensiver zu trainieren, empfiehlt es sich ein kleines Gewicht in Form einer Hantelscheibe, Kurzhantel oder Gewichtsweste in der Hüftbeuge zu platzieren.

Wissenswertes über die Hüftbeuger finden Sie bei Übung 14.

Übung 17: Die Dekontrahierung der Rückenstrecker im HWS-Bereich in Rückenlage

Die Strecker unserer Wirbelsäule neigen auch im Halsbereich, ähnlich wie im Lendenwirbelbereich dazu, sich zu verspannen und zusammen zuziehen. Dabei wird die natürliche Lordose verstärkt, was die Position des Kopfes und der gesamten Wirbelsäule aus dem Lot bringt.

Hier liegt oft die Ursache für chronischen Nackenverspannungen, Spannungskopfschmerzen und Arthrose der Halswirbelsäule. Die gegenüberliegenden Halswirbelbeuger müssen sich dieser neuen Position anpassen, verlängern Ihre Optimallänge und verlieren immer mehr an Kraft.

Besonders sitzende Tätigkeiten, bei denen wir visuell nach vorne orientiert sind, wie Arbeit am PC oder Autofahren, führen oft zu Dysbalancen im Bereich der Halswirbelsäule. Aber auch als reaktive Folge von Dysbalancen im unteren Rücken, im Bereich der Brustwirbelsäule und der Kiefermuskulatur kommt es oft zu solchen muskulären Verschiebungen.

Für die Übung in Rückenlage benötigen Sie ein großes Handtuch, das Sie zu einer Rolle zusammenrollen, die als zusätzlicher Widerstand für die Dekontrahierung dient.

Übungsausführung

1. Legen Sie sich mit angewinkelten Beinen auf den Rücken, so dass beide Knie ungefähr 90° gebeugt sind und senkrecht nach oben zeigen. Beide Fußsohlen haben guten Kontakt zur Unterlage, der gesamte Rücken liegt lang gestreckt und flach am Boden.
2. Platzieren Sie das zusammengerollte Handtuch unter Ihrer Halswirbelsäule, so dass diese bequem darauf ruht.

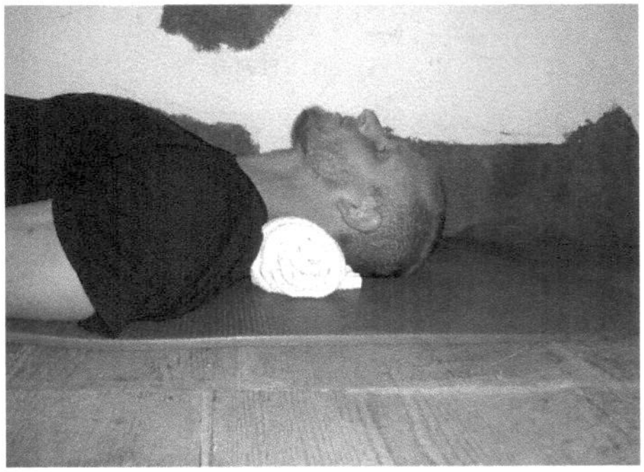

3. Atmen Sie aus und drücken währenddessen mit Ihrer Halsrückseite das Handtuch fest nach unten zusammen. Ziehen Sie dabei auch das Kinn zum Boden hin, als ob Sie Ihr Kinn bis nach unten gegen das Handtuch schieben würden. Der Scheitel verlängert sich während dieser Bewegung kopfwärts.

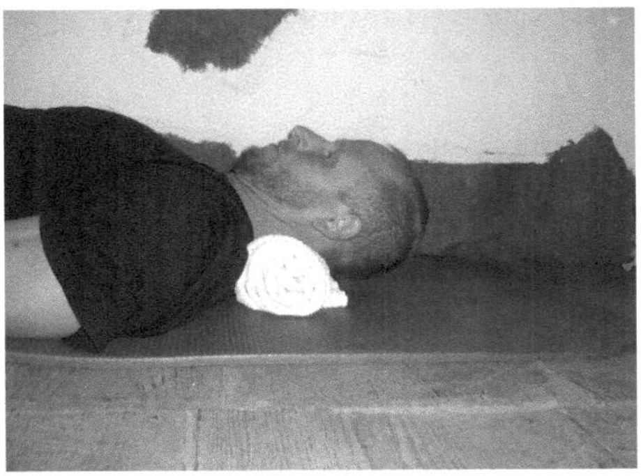

4. Lösen Sie den Druck nach unten beim Einatmen.
5. Wiederholen Sie die Übung 5-10 mal bevor Sie eine Pause einlegen.

Wissenswertes über die Strecker der Hals- und Lendenwirbelsäule:

In diesen Bereichen kommt es meisten reaktiv zu einer Verkürzung und einer dauerhaften Kontrahierung einzelner Muskelabschnitte. Dem liegt meistens schon eine chronische Verkürzung der bisher vorgestellten Muskelgruppen vor. Wie wir gesehen haben, führen die meisten davon mit der Zeit zu einer reaktiven „Hohlkreuzhaltung" im unteren Rücken und zu einer Überstreckung der Halswirbelsäule, während die BWS sich in einer Rundrückenhaltung befindet. Aber auch eine erhöhte Spannung in den Hüftbeugern führt reaktiv dazu.

Normalerweise lösen sich solche reaktiven Spannungsmuster von selbst wieder auf, wenn wir die Ursache dekontrahieren. Dennoch möchte ich gerade auf die Überstreckung der HWS und der LWS insbesondere eingehen, da diese sich mit der Zeit so sehr verdichten können, dass es sinnvoll sein kann diese gezielt und gesondert zu betrachten und zu dekontrahieren.

Die Verkürzung der HWS- und LWS-Strecker wird begünstigt durch:

- Dauerkontraktur in Daumenballen, Innenrotatoren des Unterarms, Handgelenkbeuger
- verkürzte Schulter- und Hüftbeuger, Innenrotatoren Oberarm und Oberschenkelmuskeln
- Schwäche und Kraftverlust der Bauchmuskulatur, Gesäßmuskulatur, Strecker von BWS und Halsbeuger
- langes sitzen und lesen am PC

Symptome HWS

- Spannungskopfschmerzen und Nackenbeschwerden
- Schiefhals, Protraktion = Kopf zu weit nach vorne geschoben
- Gleichgewichtsstörungen, Tinnitus und Schwindel
- reaktiv erhöhter Druck in BWS und LWS
- Kraftverlust in den vorderen Halsmuskeln
- Kopfdrehung beeinträchtigt

Symptome LWS

- Schmerzen und Probleme im unteren Rücken
- Hohlkreuzhaltung mit reaktiver Rundrückenbildung im BWS-Bereich
- Bandscheibenschäden und die damit einhergehenden Probleme und Symptome
- Kraft- und Spannungsverlust in Bauch- und Gesäßmuskulatur
- Beckenverdrehung und -schiefstand
- Probleme und Schmerzen von Hüft- und Kniegelenken
- X-Beine mit Belastung des inneren Kniebereiches
- Kraft- und Muskelabbau der gesamten Oberschenkelmuskeln
- Plattfüße
- verändertes Gangbild

Übung 18: Die Dekontrahierung der Rückenstrecker im HWS-Bereich im Stand

Wenn Sie die Übung in Rückenlage gut beherrschen und eine Zeit lang damit trainiert haben, können Sie zur nächst schwierigeren Variante im Stand übergehen.

Übungsausführung

1. Stellen Sie sich mit der Körperrückseite an eine Wand.
2. Beugen Sie nun Ihre Halswirbelsäule, indem Sie das Kinn zum oberen Brustkorb bringen. Ihre hinteren Halsmuskeln sind in dieser Position maximal verlängert und gestreckt.
3. Falten Sie nun Ihre Hände und „hängen" diese um Ihren Nacken, so dass der Bereich zwischen Hinterkopf und Schultern von den Handflächen bedeckt ist. Die Arme hängen nun völlig entspannt an Ihrem Nacken.

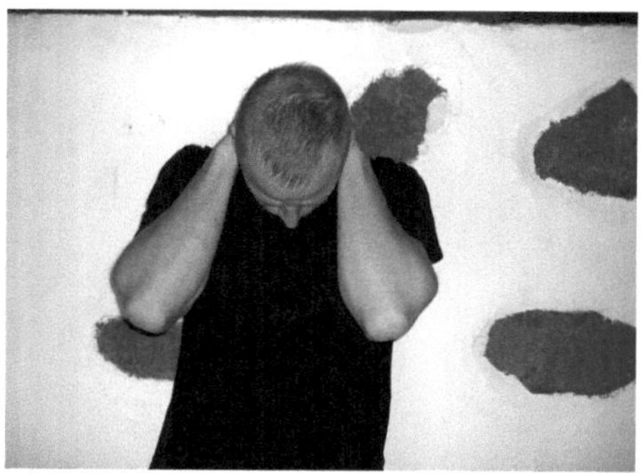

4. Jetzt rollen Sie Ihre Halswirbelsäule gegen das Zusatzgewicht Ihrer hängenden Arme wieder nach oben, mit der Intension den Scheitel soweit wie möglich nach oben zur Decken hin aufzurichten und die Hände gegen die Wand zu drücken. Wieder ziehen Sie Ihr Kinn nach hinten gegen die Wand. Dazu

bedarf es der Kraft der vorderen Halsmuskeln, den Halswirbelbeugern, die dadurch gekräftigt werden, und die Strecker auf der Rückseite dekontrahieren.

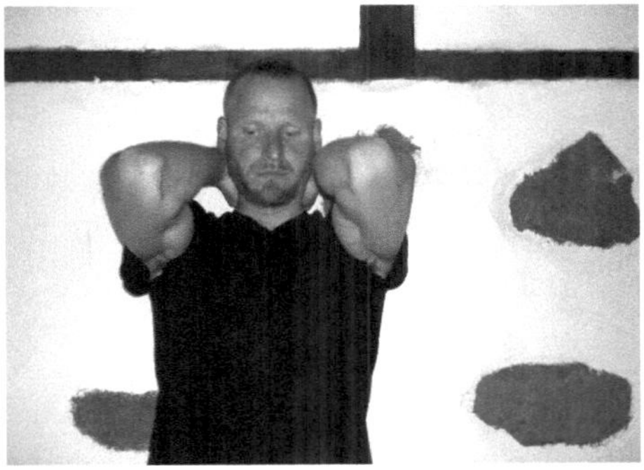

5. Halten Sie die Endposition 3-5 Sekunden und spannen dabei aktiv die vorderen Halsmuskeln an und schieben Sie den Scheitel weiter statisch zur Decke.
6. Achten Sie darauf, die Bewegung langsam und kontrolliert auszuführen und nicht zusätzlich mit den Armen aktiv an der Halswirbelsäule zu ziehen.

Tipp: Wenn Sie ein gutes Gespür für diese Bewegung bekommen, können Sie die Bewegung auch frei stehend oder sitzend, ohne die Unterstützung der Wand ausführen.

Wichtig: Die Halswirbelsäule ist bei vielen Menschen besonders empfindlich, weshalb Sie die Übung nicht bis zur Muskelermüdung ausführen sollten. Auch bei bestehenden Verletzungen in dieser Region sollten Sie besonders vorsichtig sein und im Zweifelsfall vorher einen Experten um Rat fragen, ob diese Bewegung für Sie geeignet ist!

Wissenswertes über die Strecker der Hals- und Lendenwirbelsäule finden Sie bei Übung 17.

Übung 19: Die Dekontrahierung der Rückenstrecker im LWS-Bereich

Wenn sich zwischen Hüftbeuger und Hüftstrecker eine muskuläre Dysbalance einschleicht, die das Becken nach vorne kippt und die Hohlkreuzhaltung verstärkt, stellen auch die Bauch- und Rückenmuskeln mit der Zeit ihre funktionelle Optimallänge auf die neue Beckenposition ein.

Das führt dazu, dass sich die Rückenstrecker im Lendenwirbelbereich verkürzen und die antagonistisch arbeitenden Anteile der Bauchmuskulatur auf der Vorderseite des Rumpfes, oberhalb des Schambeins verlängern und mit der Zeit an Kraft verlieren („ausleiern"). Auf diese Weise verfestigt und verschlimmert sich die Dysbalance immer mehr!

So entsteht eine erhöhte Spannung im unteren Rücken, die den Druck auf die Bandscheiben und Wirbelgelenke verstärkt. Dann ist es wichtig die Lendenwirbelstrecker wieder zu dekontrahieren und gleichzeitig die gegenüber liegenden Anteile der Bauchmuskulatur zu kräftigen. Dazu eignet sich die „Bauchrolle" optimal. Hierzu benötigen Sie keinen zusätzlichen Widerstand.

Übungsausführung

1. Gehen Sie wieder in Rückenlage und achten darauf, dass die ganze Körperrückseite in gutem Kontakt mit dem Boden ist.
2. Jetzt winkeln Sie wieder beide Kniegelenke so eng wie möglich an und ziehen die Oberschenkel zum Rumpf, so dass Sie in der sogenannten „Päckchenposition" auf dem Rücken liegen.

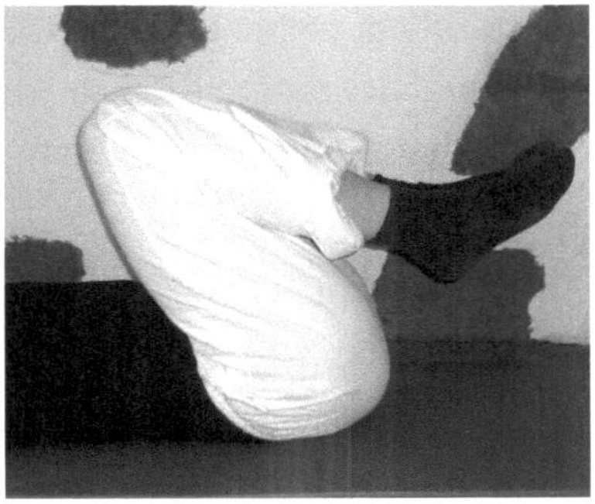

3. Atmen Sie tief aus und stellen sich vor, dass Sie Ihre Bauchdecke während des Ausatmens mit der Kraft Ihrer Bauchmuskeln nach unten zur Unterlage ziehen. Sie können sich auch vorstellen, dass mit jedem Ausatmen ein Gewicht Ihre Bauchdecke durch den Rumpf bis zur Matte absenkt. Diese Aktivierung sorgt dafür, dass Ihr Becken eine minimale Aufrichtungsbewegung erfährt, d.h. Sie ziehen dadurch Ihr Becken in Richtung des Brustkorbs und schieben den unteren Rücken nach unten „in die Matte".

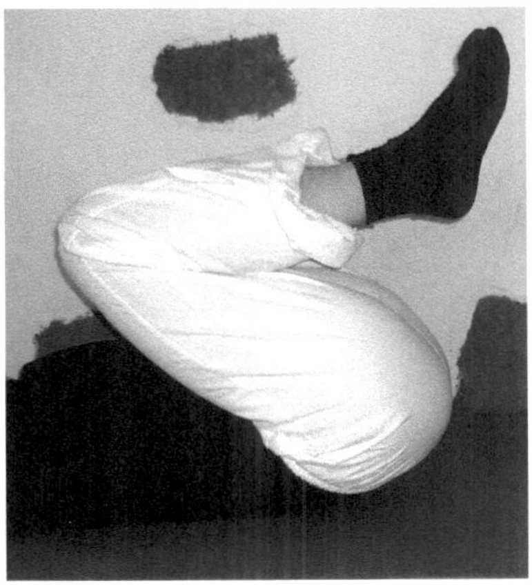

4. Je mehr Aktivität Sie beim Ausatmen in die Bauchmuskulatur bringen, desto größer wird die Bewegung, bis Ihr Becken anfängt sich nach oben in

Richtung Brustkorb zu rollen. Dabei hebt das Gesäß mit der Steißbeinregion 1-2 cm vom Boden ab und der untere Rücken wird praktisch von innen, mittels der Kraft Ihrer Bauchmuskeln dekontrahiert.

5. Achten Sie darauf, dass der Lendenwirbelbereich durchgehenden Kontakt mit der Unterlage behält und auch beim „Zurückrollen", während des Einatmens, nicht wieder ins „Hohlkreuz" abgleitet.

Die Bauchrolle ist eine an die Ausatmung gekoppelte Aktivierung der Bauchmuskulatur, wodurch Sie aktiv Ihr Becken aufrichten, nach oben rollen und dadurch in der gegenüberliegenden Rückenmuskulatur eine Dekontrahierung erzielen.

Mit ein wenig Übung können Sie so ganz gezielt eine Entspannung und Verlängerung in den tiefen Rückenmuskeln im Lendenwirbelbereich bewirken. Die Bewegung wird rein durch die Kraft der Bauchmuskulatur und nicht durch die Hüftbeuger oder Beinmuskeln ausgeführt.

Wissenswertes über die Strecker der Hals- und Lendenwirbelsäule finden Sie bei Übung 17.

Übung 20: Die Dekontrahierung der Rumpfbeuger im BWS-Bereich

Durch häufiges und langes Sitzen z. B. am Schreibtisch vor dem PC neigen die oberen Anteile der Bauchmuskulatur im Bereich der Rippenbögen dazu, sich an diese Haltung zu gewöhnen und bauen dadurch eine höhere Spannung auf, als deren Gegenspieler, den Streckern der Brustwirbelsäule, die genau gegenüber auf der Körperrückseite verlaufen.

Durch die so entstehende muskuläre Dysbalance wird ein Rundrücken oder „Katzenbuckel" in diesem Bereich gefördert, was früher oder später zu einem Spannungs- und Kraftverlust der Brustwirbelstrecker führt. Dadurch kommt es mit der Zeit zu einer Festigung und Verschlimmerung der Dysbalance.

Psychologisch-emotional führt auch ein „sich klein machen" oder „sich hängen lassen" zu der gleichen Haltung, die ebenfalls zu Dysbalancen in diesem Bereich führen kann. Da durch diese Haltung ein erhöhter Druck auf die Brustwirbelkörper entsteht, den der Körper durch eine verstärkte Hohlkreuzhaltung im unteren Rücken auszugleichen versucht.

Übungsausführung

1. Stellen Sie sich mit der Körperrückseite ganz dicht an eine Wand, so dass sich die Fersen, das Gesäß und der hintere Beckenrand, die gesamte Rückseite Ihres Rumpfes, der Schultern und der Hinterkopf an der Wand befinden.
2. Beugen Sie Ihre Kniegelenk ein wenig und stehen Sie wieder so breit, wie es Ihrem natürlichen Stand entspricht.
3. Legen Sie ein Theraband genau mittig um Ihren Nacken und fixieren Sie die beiden herabhängenden, losen Enden unter Ihren Vorfüßen. Achten Sie darauf, dass das Band dabei nicht beschädigt wird, also nicht mit spitzem oder scharfkantigem Material in Kontakt kommt.

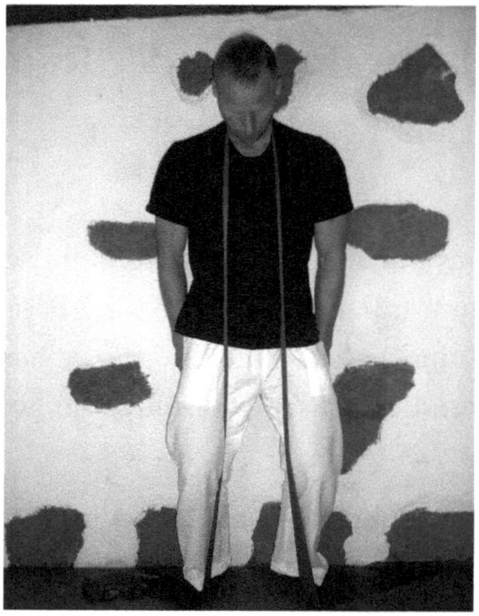

4. Geben Sie nun der Schwerkraft und der Spannung des Bandes ein wenig nach, so dass Sie mit der Hals- und Brustwirbelsäule nach unten Rollen. Dabei lösen Sie diese Partien von der Wand. Die Bewegung sollte nur so groß sein, dass der Bereich bis unterhalb der Schulterblätter von der Wand weg gerollt wird, der Lendenwirbelbereich, das Becken und die Fersen bleiben in Kontakt. In der tiefsten Positionen befindet sich das Theraband wieder in einer leichten Vorspannung.

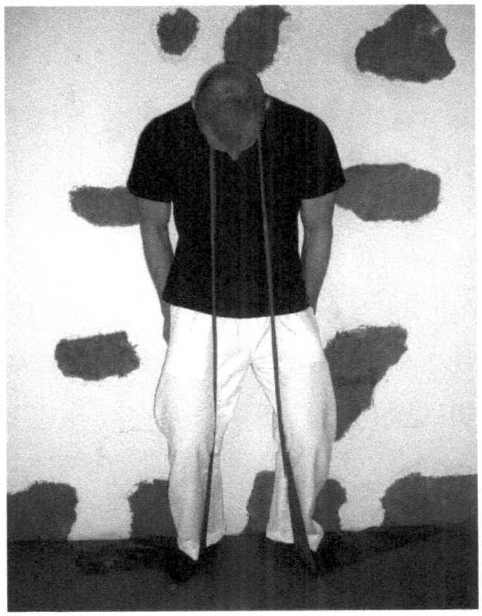

5. Rollen Sie gegen den Widerstand wieder nach oben mit der Absicht, sich von Wiederholung zu Wiederholung immer weiter nach oben hinaus zu verlängern. Schieben Sie dabei den Scheitel immer weiter aktiv nach oben zur Decke hin.

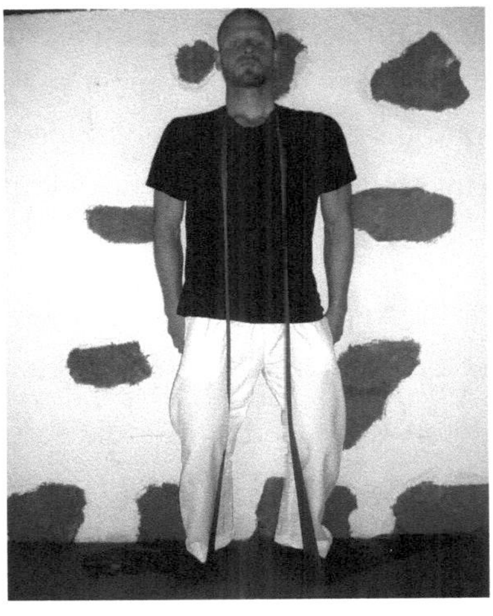

6. Führen Sie die Bewegung langsam und kontrolliert aus und üben Sie nicht bis zur Muskelermüdung!

Übung 21: Die Dekontrahierung des Sternokleidomastoideus

Eine besondere Bedeutung im Bereich der Hals-, Kopf- und Nackenmuskulatur hat der Mm. Sternokleidomastoideus. Kommt es hier zu erhöhter Spannung, dann wirkt sich das auf die Funktion des Unterkiefers, der Zunge, die Sprache und Atmung, die Nackenmuskeln bis hin zum Schultergürtel in Verbindung zur gesamten Wirbelsäule aus.

Die Drehung des Kopfes nach links und rechts wird dadurch ebenfalls negativ beeinträchtigt. Ist die Seitwärtsdrehung der Halswirbelsäule blockiert, gleicht der Körper das wiederum mit anderen Abschnitten der Wirbelsäule aus, bis hin zur Drehung der gesamten Körperlängsachse.

Obwohl diese relativ kleinen und unscheinbar wirkenden Muskeln auf den ersten Blick für keine so großen Bewegungen zuständig sind, hat eine muskuläre Dysbalance in diesem Bereich weitreichende Folgen für unseren gesamten Körper.

Hier liegt häufig die Ursache für eine Kettenreaktion, die weitere und größere Dysbalancen in anderen Bereichen, denen man oft nicht so richtig auf die Schliche kommen will. Durch die Dekontrahierung der Sternokleidomastoideii lässt sich dementsprechend eine Kette von mehreren Problemen rückwirkend auflösen.

Übungsausführung

1. Sitzen oder stehen Sie aufrecht mit lang gestreckter Wirbelsäule und schieben Sie aktiv den Scheitel nach oben zur Decke.
2. Greifen Sie nun Ihren Kopf, indem Sie die rechte Hand an Ihr Kinn legen und die linke Hand als Gegenpol an Ihren Hinterkopf bringen.

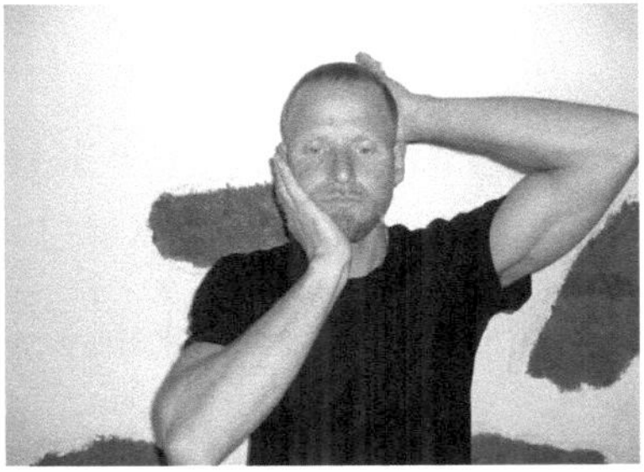

3. Fixieren Sie Ihren Kopf mit beiden Händen und drehen Sie ihn dann entgegengesetzt dieser Fixierung nach rechts, indem Sie aktiv mit Ihrem Kinn gegen die dort angelegte Hand drücken.

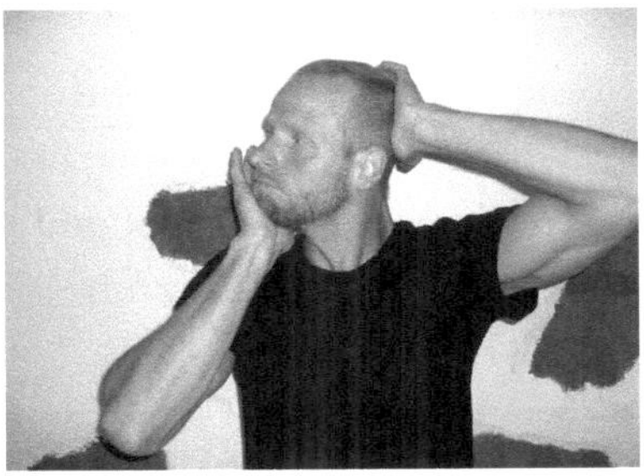

4. Wiederholen Sie die Übung mit umgekehrter Handhaltung.

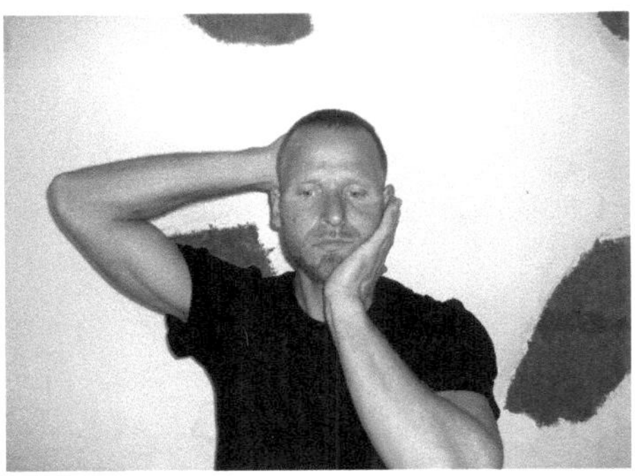

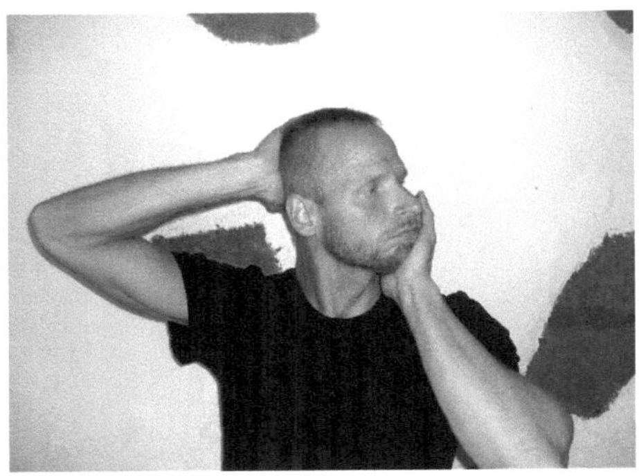

Übung 22: Die Dekontrahierung der Kiefermuskulatur im Sitzen

Für die folgende Dekontrahierung der Kiefermuskeln benötigen Sie kein Theraband.

Variante 1: Der Oberkörper ruht auf der Tischplatte, das Kinn liegt auf der aufgestellten Faust

Übungsausführung

1. Setzen Sie sich an einen Tisch und lehnen sich so weit nach vorne, dass der obere Teil des Brustkorbs, die Arme und der Kopf darauf ruhen.
2. Blicken Sie nach vorne und legen Sie Ihren Kopf mit dem Kinn auf der aufgestellten Faust einer Hand ab. Die Faust steht dabei aufrecht, so dass sich die Kleinfingerseite auf dem Tisch befindet und Ihr Kinn auf der oberen Fläche, im Daumen- und Zeigefingerbereich ruht.

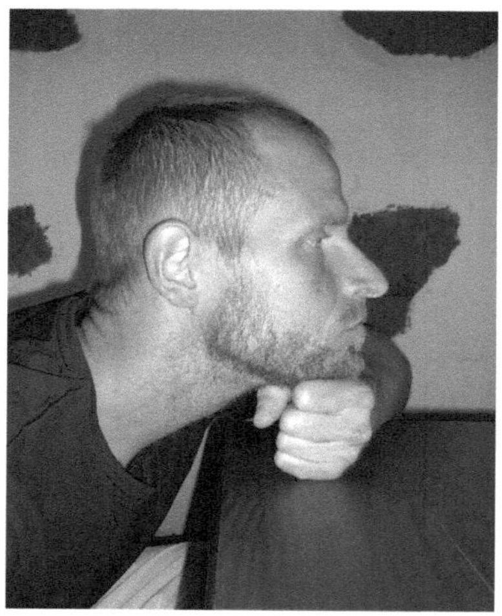

3. Öffnen Sie nun, wie beim Gähnen Ihren Mund so weit wie möglich und heben dadurch das Gewicht Ihres Kopfes an. Dadurch aktivieren Sie die Gegenspieler (Antagonisten) der Kieferbeuger und Kaumuskeln.

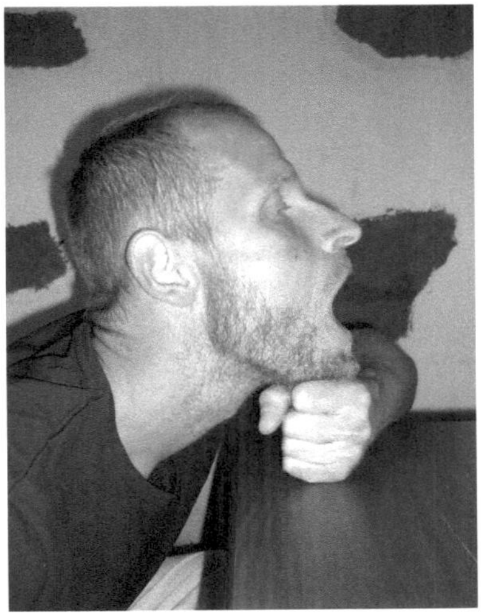

4. Die Bewegung entspricht genau der Gegenbewegung des Kauens und Zubeißens: Sie öffnen die Kiefergelenke und weiten den Gelenkwinkel.
5. Halten Sie die Position, bei der Ihr Mund maximal geöffnet ist wieder einige Sekunden und wiederholen die Bewegung, bis Sie eine leichte Ermüdung der Antagonisten spüren.

Variante 2: Der Kopf ruht auf den Handflächen der senkrecht positionierten Unterarme

Übungsausführung

1. Setzen Sie sich wieder an einen Tisch, wobei der Oberkörper bei dieser Variante nahezu senkrecht positioniert ist (aufrechte Sitzposition).
2. Stützen Sie Ihre Ellenbogen auf und bringen Sie beide Unterarme in eine senkrechte Position, so dass beide Handflächen nach oben zeigen, Die Handballen berühren sich, die Handflächen bilden eine „Schale", wobei die Fingerspitzen nach außen zeigen.
3. Legen Sie nun Ihren Kopf mit seinem gesamten Gewicht auf beiden Handflächen ab, so dass das Kinn darauf ruht und Ihr Blick nach vorne gerichtet ist.

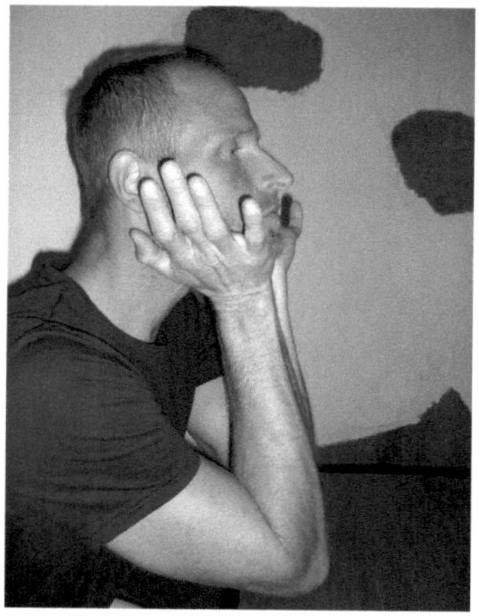

4. Öffnen Sie nun, wie beim Gähnen (wie bei der vorherigen Variante) Ihren Mund und heben Sie dadurch das Gewicht Ihres Kopfes an. Dadurch aktivieren Sie die Gegenspieler (Antagonisten) der Kieferbeuger und Kaumuskeln.

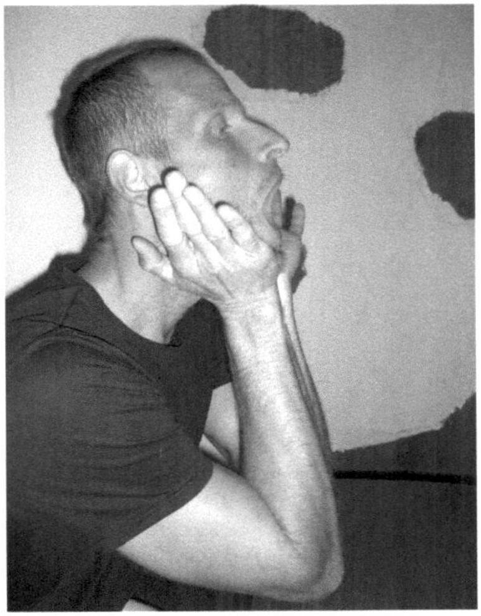

5. Halten Sie die Position, bei der Ihr Mund maximal geöffnet ist wieder einige Sekunden und wiederholen Sie die Bewegung, bis Sie eine leichte Ermüdung der Antagonisten spüren.

Wissenswertes über die Unterkieferbeuger:

Auf die Bedeutung und Wichtigkeit der Kiefer- und Kaumuskeln möchte ich an dieser Stelle etwas genauer eingehen, da diese bei den meisten Menschen zu chronischer Verspannung neigen, was oft weitreichende Folgen hat.

Der Unterkiefer (Mandibula) zählt zu den wichtigsten Knochen unseres Körpers! An ihm heften insgesamt 16 Muskeln an, die für dessen Bewegungen und das Kauen zuständig sind. Sie sind direkt mit den Knochen des Schädels, der Halswirbelsäule sowie den Nacken- und Schultermuskeln verbunden und üben, bei erhöhter Spannung eine Zugwirkung auf diese aus.

Einige dieser 16 Muskeln, besonders der Mm. Masseter zählen neben den Gesäßmuskeln zu den stärksten Muskelgruppen unseres Körpers.

Genau genommen besitzt der Mm. Masseter von allen Skelettmuskeln die

größte Kontraktionskraft pro Muskelfaser!

Es besteht ein physiologischer Zusammenhang zwischen psychischem, emotionalem und physischem Stress, Aggressionen, Angst, Wut und Zorn, „Verbissenheit", Entschlossenheit und der Tendenz der Kiefermuskulatur eine erhöhte Ruhespannung zu entwickeln. Während eines Wutanfalls und wenn wir unseren Ärger „in uns hinein fressen" spannen sich alle Muskeln des Unterkiefers derart an, dass nahezu keine Bewegung mehr möglich ist. Dann werden die Spannungen aller 16 Muskeln sofort weiter geleitet, was auch an deren Ursprungsbereichen zu einer Blockade der Beweglichkeit führt.

Auch besteht ein physiologischer Zusammenhang zwischen den Kiefermuskeln und den Augen, dem Nacken, den Schultern und den Füßen: Für unsere humanoiden Vorfahren war ein reflexartiges und koordiniertes Zusammenspiel zwischen dem visuellen Erfassen einer Gefahr und schnellem und kräftigem Zubeißen (Beißen als Waffe!), Kampfhandlungen mit den Armen ausführen und/oder schnellem Flüchten (Aktivität der Füße) überlebenswichtig.

Zudem ist dem Temporomandibulargelenk (Unterkiefegelenk) im cerebralen Cortex in unserem Gehirn ein sehr großer motorischer und somästhetischer Bereich zugeteilt: 38(!) Prozent aller neurologischen Impulse an unser Gehirn kommen von dieser Region!

Dadurch werden mindestens 38 Prozent aller motorischen Skelettmuskeln in unserem Bewegungsapparat, speziell im Bereich von Hals und Nacken, dem Schultergürtel und Wirbelsäule bis hin zum Becken, auch neurologisch durch den Spannungszustand dieser Muskeln beeinflusst!

Bei chronisch erhöhter intramuskulärer Spannung im Kieferbereich kommt es zu:

- Kieferfehlstellungen und Arthrose im Temporomandibulargelenk (Kiefergelenk)
- nächtliches Zähneknirschen und der damit einhergehenden Abnutzung von Zahnschmelz

- Fehlstellungen des Kopfes
- Arthrose der Halswirbelsäule
- Spannungskopfschmerzen
- Gleichgewichtsstörungen und Schwindel
- Verspannungen im Hals- und Nackenbereich
- angehobenen und hochgezogenen Schultern
- Rundrücken und „Katzenbuckel“ im Bereich der Brustwirbelsäule
- Atembeschwerden, Brustschmerzen und „herzinfarktähnliche“ Symptome
- Beckenfehlstellungen, Hyperlordose („Hohlkreuz“) im unteren Rücken
- Bandscheibenschäden
- Fehlstellungen von Knie- und Fußgelenken
- verändertes Gangbild

Übung 23: Die Dekontrahierung der Kiefermuskulatur in Bauchlage

Für die folgende Dekontrahierung der Kiefermuskeln benötigen Sie wieder kein Theraband. Die Bewegung entspricht der im Sitzen und kann als Alternative trainiert werden.

Übungsausführung

1. Legen Sie sich mit der Körpervorderseite lang gestreckt auf eine Gymnastikmatte und positionieren Sie Ihren Kopf so, dass Sie kopfwärts schauen und das Kinn Kontakt zur Unterlage hat.
2. Platzieren Sie nun eine aufgestellte Faust unter Ihrem Kinn, so dass das Kinn auf dem oberen Ende der Faust ruht, dort, wo sich der Daumen befindet.
3. Nun öffnen Sie wieder Ihren Mund ganz weit, wie beim Gähnen und heben das Gewicht Ihres Kopfes dadurch an. Dadurch aktivieren Sie die Antagonisten der Kaumuskeln und dekontrahieren diese.

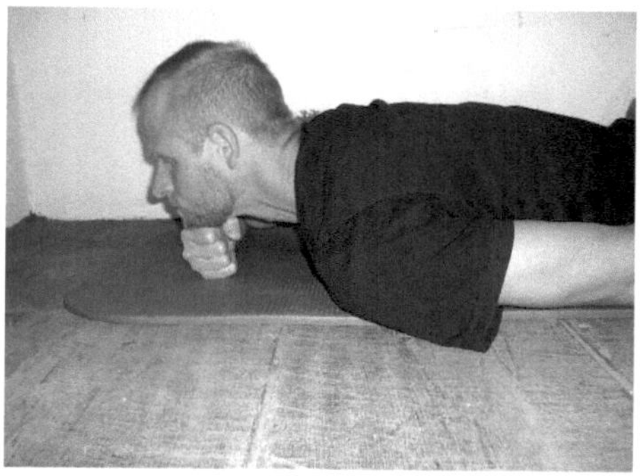

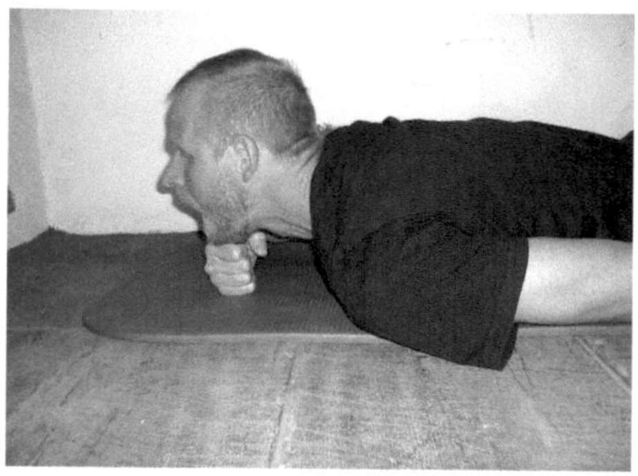

4. Halten Sie die Position, bei der Ihr Mund maximal geöffnet ist wieder einige Sekunden und wiederholen Sie die Bewegung, bis Sie eine leichte Ermüdung der Antagonisten spüren.

Testen Sie die verschiedenen Arten der Unterkieferdekontrahierung und arbeiten Sie mit der Variante, die Ihnen am meisten zusagt.

Übung 24: Die Dekontrahierung der gesamten diagonal verlaufenden Beugerkette einseitig im Wechsel

Bei den folgenden Bewegungen dekontrahieren wir die diagonal verlaufenden Muskelkettensysteme, die entlang der Körpervorderseite verlaufen und für die Beugung des gesamten Körpers zuständig sind. In diesen Beugerketten sind nahezu alle bislang besprochenen Muskelgruppen enthalten.

Die Beugerketten bestehen aus:

- Finger- und Handgelenkbeuger rechts/links
- Innenrotatoren Unterarm rechts/links
- Ellenbogenbeuger
- Innenrotatoren und Adduktoren der Beuger der Schultergelenke
- Beuger der Wirbelgelenke

Im Bereich des Rumpfes und des Beckens überkreuzen die Ketten und verlaufen weiter auf der gegenüberliegenden Seite:

- Hüftbeuger
- Innenrotatoren und Adduktoren der Hüftgelenke/Oberschenkel
- Innenrotatoren und Strecker der Unterschenkel
- Zehenbeuger

Die eine Kette verläuft von der oberen rechten Hand, wechselt in der Körpermitte und verläuft bis zum gegenüberliegenden linken Fuß, die zweite Kette verläuft genau umgekehrt von der linken Hand bis zum rechten Fuß.

Übungsausführung

1. Stehen Sie aufrecht in Ihrer natürlichen Standposition, das Becken ist aktiv aufgerichtet, die Wirbelsäule lang gestreckt, das Kinn ist leicht zum Körper hin gezogen und der Scheitel aktiv zur Decke geschoben.
2. Fixieren Sie den einen Teil des Therabandes unter Ihrem rechten Vorfuß und greifen das andere Ende mit der linken Hand. Aus Sicherheitsgründen wickeln Sie das Band 1-2-mal um Ihren Vorfuß, um ein Wegrutschen während der Übung zu vermeiden.

Achtung: Es ist wichtig, dass Sie nicht mit Schuhen, die eine harte oder raue Sohle haben auf dem Band stehen oder der Untergrund eine harte, spitze oder raue Beschaffenheit hat, da das Band sonst unter Spannung beschädigt werden kann und es zu Unfällen kommen kann. Ich empfehle, diese Übung auf einer weichen Gymnastikmatte stehend in Socken auszuführen.

3. Für die Spezial-Wickelung greifen Sie das obere Ende so, dass die Kleinfingerseite nach unten zeigt und das lose Ende zwischen Daumen und Zeigefinger herab hängt. (Hand steht aufrecht, Kleinfingerseite zeigt zum Boden, Daumen und Zeigefinger nach oben.)

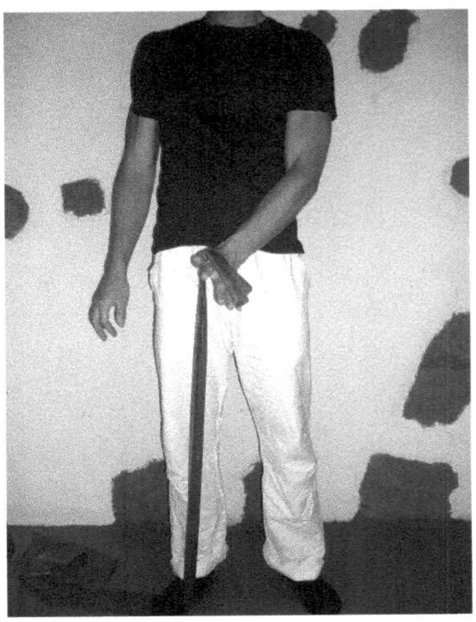

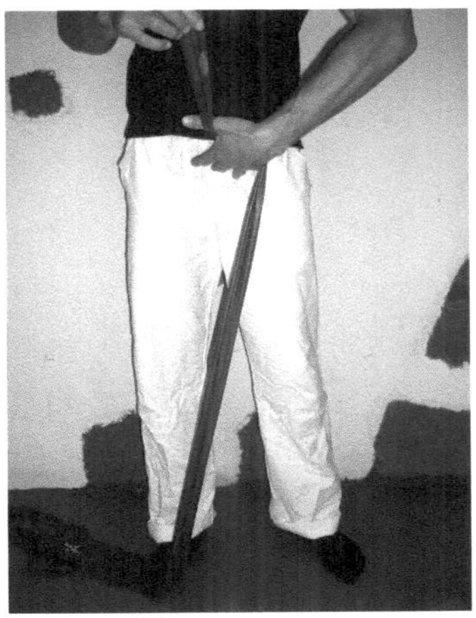

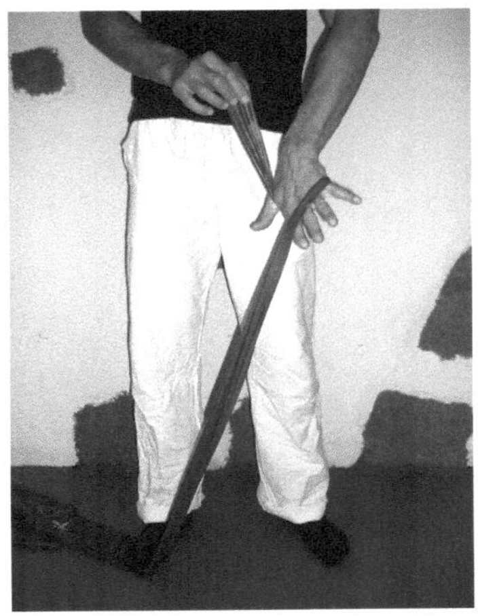

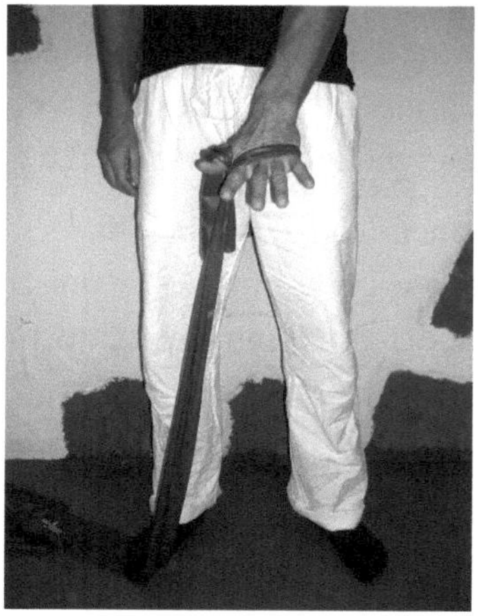

4. In dieser Position angelangt, der Arm diagonal zum rechten Fuß und befindet sich eng am Rumpf. Das Band hat in dieser Position bereits eine leichte Vorspannung. Der Handrücken zeigt nach oben und der Daumen nach unten zum Fuß.
5. Von hier aus öffnen Sie Ihre Hand, die Finger und strecken das Handgelenk.

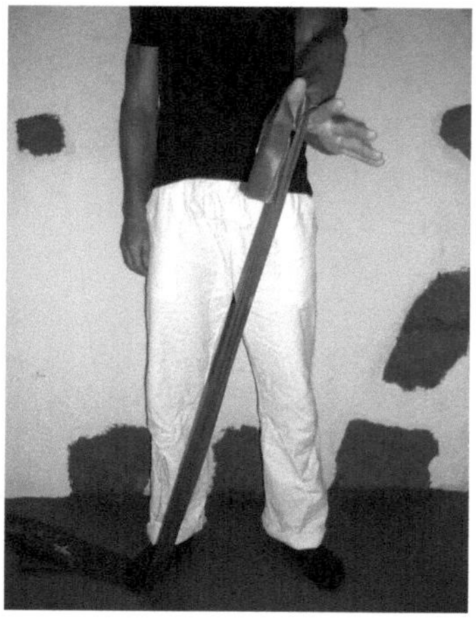

6. Dann folgt fließend eine Auswärtsdrehung des gestreckten Arms, so dass der Daumen nach oben zeigt.
7. Jetzt heben Sie Ihren Arm mit gestrecktem Ellenbogengelenk an und ziehen ihn im Schultergelenk diagonal nach oben, überkreuzen die Mittellinie und führen den Arm über den Kopf.
8. In der Endposition zeigt der gestreckte Arm als Verlängerung der Diagonale nach oben und befindet sich neben dem rechten Ohr.

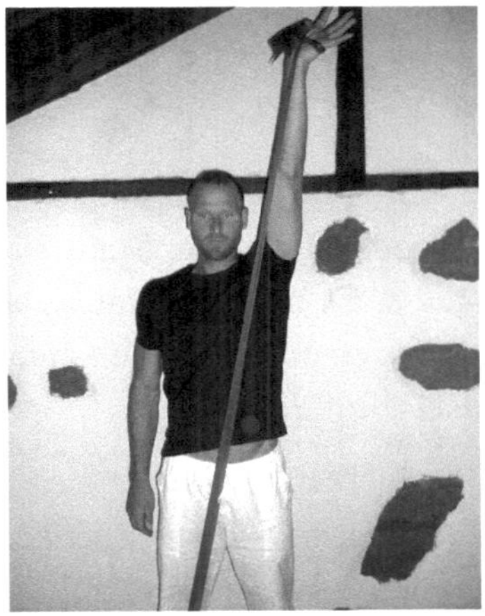

9. Halten Sie die Endposition einige Sekunden und kehren dann langsam, in umgekehrter Reihenfolge wieder in die Ausgangsposition zurück.
10. Nachdem Sie auf dieser Seite 5-10 Wiederholungen absolviert haben, wechseln Sie die Seiten und trainieren die andere Diagonale (von der rechten Hand zum linken Fuß) genauso oft.
11. Arbeiten Sie, wie bei allen Übungen auf Gleichmäßigkeit und Symmetrie und üben Sie die schwächere Seite öfter.

Übung 25: Die Dekontrahierung der gesamten diagonal verlaufenden Beugerkette auf beiden Seiten zugleich

Diese Übung gleicht der vorherigen. Allerdings strecken Sie nun beide Arme synchron nach oben über den Kopf. Das Theraband ist jetzt durch die Vorfußballen fixiert, indem Sie auf dem mittleren Teil des Bandes stehen. Achten Sie auf eine stabile Standposition, damit sich das Band während der Übung nicht lösen kann und wegrutscht!

Achtung: Es ist wichtig, dass Sie nicht mit Schuhen, die eine harte oder raue Sohle haben auf dem Band stehen oder der Untergrund eine harte, spitze oder raue Beschaffenheit hat, da das Band sonst unter Spannung beschädigt werden kann und es zu Unfällen kommen kann. Ich empfehle, diese Übung auf einer weichen Gymnastikmatte stehend in Socken auszuführen.

Die diagonal verlaufende Beugerkette erstreckt sich von den Beugern der rechten oberen Extremität mit Finger-, Handgelenk-, Ellenbogen- und Schulterbeuger über die diagonal verlaufenden Rumpfbeuger (Bauchmuskulatur) zum linken Hüftbeuger. Vom linken Hüftbeuger verläuft die Kette bis nach unten zum linken Fuß.

Übungsausführung

1. Stellen Sie sich mit beiden Vorfußballen in die Mitte des am Boden liegenden Therabandes und greifen Sie die beiden losen Enden über Kreuz, so dass Sie das Ende, das sich an der Kleinzehenseite Ihres rechten Fuß befindet in der linken Hand halten und umgekehrt.

2. Fixieren Sie nun die losen Enden durch die empfohlene Spezialwickelung in Ihren Handflächen.

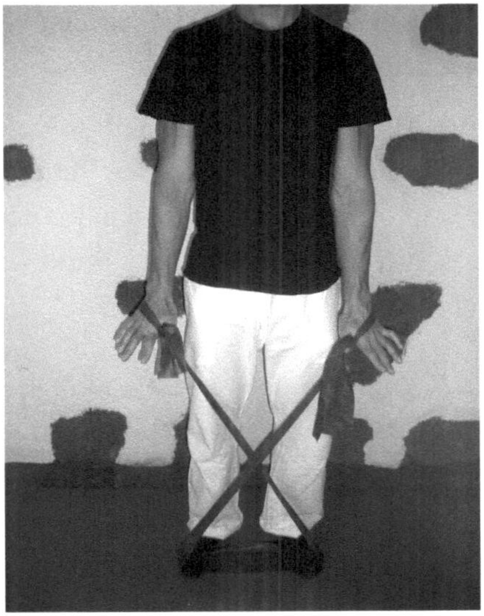

3. Schieben Sie jetzt mit beiden Handballen nach oben über den Kopf, bis beide Arme gestreckt sind, das Theraband verläuft dabei über Ihre Handballen.

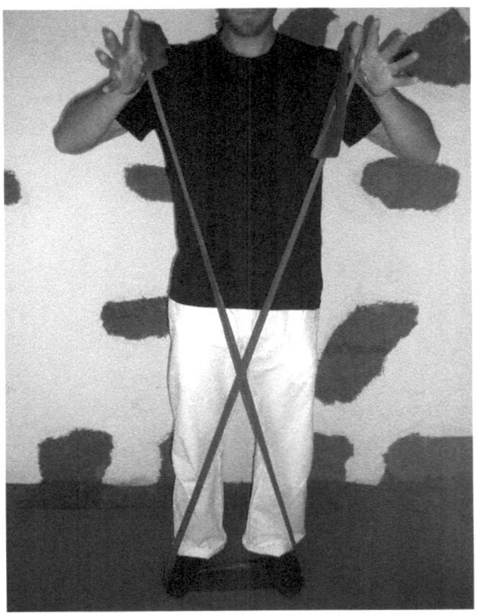

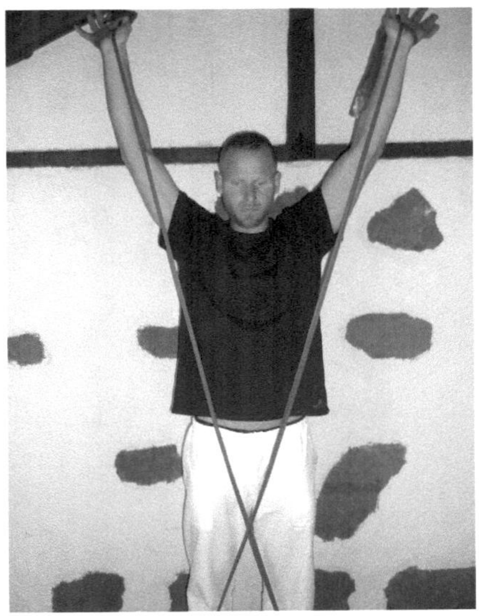

4. Halten Sie diese Position einige Sekunden und kehren Sie langsam wieder in die Ausgangsposition zurück.

Variante: Sie können die Mitte des Bandes auch an einer äußeren Halterung, die sich zwischen Ihren Füßen, einige Zentimeter vor Ihrem Körper befindet fixieren, statt sich darauf zu stellen. Auch hier sollte die Fixierung von der Materialbeschaffenheit sein, dass es nicht zu Schäden am Band kommt. Ich empfehle eine Schlaufe aus einem weichem Seil.

Bonusmaterial

Chronische Rückenschmerzen und ihre verborgene Ursache: Der Darm

Falls Ihre Rückenprobleme durch muskuläre Dysbalancen verursacht werden, haben Sie mit den hier vorgestellten Übungen die Möglichkeit sich ab sofort aktiv selbst zu helfen. Unabhängig davon kann die Ursache für Rückenschmerzen allerdings auch in einem chronisch verschlackten Darm liegen.

Der Dickdarm wirkt sich auf die Situation im unteren Rücken aus

Physiologisch betrachtet, steht der Dickdarm in engem Kontakt mit der tiefen Rumpf- und Rückenmuskulatur, der Hüftbeugermuskulatur und der Lendenwirbelsäule. Eine chronische Verschlackung des Dickdarms aufgrund von Fehlernährung, Nahrungsmittelunverträglichkeit und chronisch entzündlichen Darmerkrankungen kann sich sehr negativ auf die Strukturen des unteren Rückens auswirken. Es kommt oft zu Spannungsveränderungen in den beteiligten Muskelgruppen sowie auch zu Veränderungen der Statik und Position der Wirbelsäule selbst. Ein chronisch überlasteter Dickdarm kann sogar zu Wirbelsäulenverkrümmungen führen.

Schuld ist meistens eine falsche Ernährung

Unsere modernen Ernährungsgewohnheiten mit allerlei Fastfood, Fertigprodukten, konservierten und konzentrierten Nahrungsmitteln, synthetisch und chemisch veränderten Produkten oder künstlich hergestellten Konservierungs- und Aromastoffen setzen irgendwann auch den gesündesten Verdauungstrakt schachmatt. Hinzu kommen noch Unverträglichkeiten und Allergien gegen bestimmte Inhaltsstoffe wie Gluten und Milcheiweiß oder Milchzucker. Darunter leiden vermutlich viel mehr Menschen als geglaubt. Die Dunkelziffer ist hoch, da auch Menschen, die dies nicht von offizieller Seite bestätigt bekommen haben und unter den typischen Symptomen leiden, eine Lebensmittelunverträglichkeit haben.

Der Dickdarm verschlackt sein Leben lang

Es geht schon los mit der Fertignahrung für Kleinkinder, wie Brei und Gläschen aller Art. Hier wird der von Natur aus saubere Darm schon mit Stoffen belastet, die dort eigentlich nicht hin gehören. Weiter geht es mit der „normalen bürgerlichen Küche" mit den drei Mahlzeiten: Toast oder Weißbrot mit Käse, Wurst oder süßen Aufstrichen zum Frühstück, Fleisch und Pasta zum Mittagessen und abends Essen auf Bestellung. Zwischendurch gibt's dann noch Snacks und Zerealien der verschiedensten Art, in der Regel stark zuckerhaltig oder mit der „gesunden Extraportion Milch". Und das praktizieren wir dann Tag ein Tag aus, eine Erholungspause bekommen die völlig überlasteten Organe so gut wie nie. Viele Experten sind sich darüber einig, dass kaum jemand Milchprodukte verdauen kann und es bei jedem früher oder später zu Beschwerden und Einschränkungen kommt. Das gleiche gilt für die meisten Getreideprodukten.

Mögliche Lösungsansätze bei unerklärlichen Rückenproblemen

Falls Sie unter ständigen Schmerzen und Problemen des Rückens leiden und noch niemand die Ursache gefunden hat oder Abhilfe schaffen konnte, dann liegt das möglicherweise am überlasteten Darm. Es wäre einen Selbstversuch wert, dem auf den Grund zu gehen und zu schauen, ob sich durch eine gezielte Darmreinigung in Verbindung mit einer Optimierung der Ernährung eine Besserung einstellt oder, ob die Probleme sogar ganz verschwinden.

Eine sinnvolle Anleitung dazu finden Sie in der von uns entwickelten DTX-28 Formel, einem Programm zur sanften Reinigung und Entschlackung des gesamten Körpers. Wenn Sie einmal gezielt für 4 Wochen Ihre Ernährung nach den im Programm vorgestellten Empfehlungen umstellen und die begleitenden darmreinigenden Maßnahmen durchführen, können Sie auf sanfte und effektive Weise Ihren gesamten Verdauungstrakt tiefgehend reinigen und von Schlacken und Ablagerungen befreien.

Mehr Infos zur DTX-28-Formel finden Sie auf unserer Website: www.inspiriert-sein.de